谈肾论治

——从东汉到数字时代的孟河

米秀华 编著

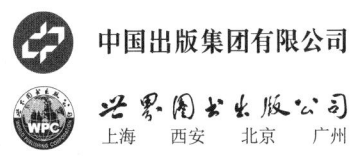

中国出版集团有限公司

世界图书出版公司
上海 西安 北京 广州

图书在版编目(CIP)数据

谈肾论治：从东汉到数字时代的孟河 / 米秀华编著.
上海：上海世界图书出版公司, 2025.8. -- ISBN 978
-7-5232-2211-9

Ⅰ. R256.5

中国国家版本馆 CIP 数据核字第 2025HE8668 号

书　　名	谈肾论治——从东汉到数字时代的孟河
	Tan Shen Lunzhi —— Cong Donghan Dao Shuzi Shidai de Menghe
编　　著	米秀华
出 版 人	唐丽芳
责任编辑	陈寅莹
装帧设计	南京展望文化发展有限公司
出版发行	上海世界图书出版公司
地　　址	上海市广中路88号9-10楼
邮　　编	200083
网　　址	http://www.wpcsh.com
经　　销	新华书店
印　　刷	杭州锦鸿数码印刷有限公司
开　　本	787mm×1092mm　1/16
印　　张	10.75
插　　页	2
字　　数	200千字
版　　次	2025年8月第1版　2025年8月第1次印刷
书　　号	ISBN 978-7-5232-2211-9/R·771
定　　价	138.00元

版权所有　翻印必究
如发现印装质量问题,请与印刷厂联系
(质检科电话：0571-88855633)

编著者介绍

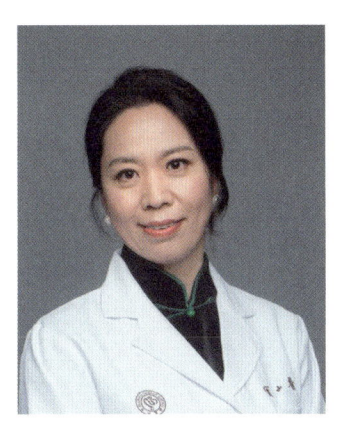

米秀华

上海中医药大学附属宝山医院肾内科、血液净化中心主任,博士,硕士生导师。

全国第四批老中医药专家学术经验继承人,全国基层名老中医,上海市区域名医、宝山区名中医。

中华中医药学会肾病分会委员,上海市中医药学会肾病分会副主任委员,上海市医学会肾病康复分会委员,上海市中西医结合学会肾病分会委员,上海市中西医结合学会血液净化分会委员,上海市中医药学会膏方分会常委。

获上海中医药科技进步三等奖,市级科研立项10项,发表核心及SCI期刊40余篇。

编委会名单

编著 米秀华

编委 （按姓氏笔画排序）

马铭悦　王　萍　王晓琴　任　健

邱李夏　杨柳易　张明明　姜　林

钟金仲　赵鹤倩　郭俊豪　倪家庆

章巧琪　葛佳敏　韩文可

序

中医药学，作为中华文明绵延千载的智慧结晶，始终以"天人合一"的整体观与"辨证论治"的动态思维，在人类与疾病的抗争中开辟着独特的路径。医圣张仲景的《伤寒论》，作为中医"辨证论治"体系的开山之作，其"六经辨证"实为后世临证的立法垂范。"孟河医派"起于江南人文荟萃之地——江苏常州武进孟河，费、马、巢、丁诸贤以其博采众长、通变致和的学术风范，开创"和缓醇正"之诊疗特色。

当下之际，慢性肾脏病已成为全球公共卫生之难题。西医虽然在替代治疗领域建树颇丰，然对早中期肾病的逆转干预仍存瓶颈。中医以其整体观、动态"辨证论治"的思维体系，在延缓疾病进展、改善症状、增效减毒等方面展现出独特的优势，正逐渐获得现代医学界的关注与认同。

上海中医药大学附属宝山医院肾内科，作为上海市中医重点专科建设项目，于2022年牵头成立了"上海市糖尿病肾病中医专病联盟"，又以"孟河宝山肾病基地""叶景华名中医宝山工作室"等多种学术身份，传承着"孟河医派"的学术思想；探索着叶景华先生"寒温融合、益肾清利、活血祛风"法治疗慢性肾脏病的规律。在此继承的基础上，拓展外延形成了米秀华主任自身的"补虚祛风法"治疗糖尿病肾病的学术观点；并研创了"实脾固肾化瘀方"治疗慢性肾炎蛋白尿，均在临证中取得了显著的悦人疗效。

由上海市宝山区中西医结合医院学术带头人米秀华主任领衔的肾内科团队精心编撰的《谈肾论治——从东汉到数字时代的孟河》一书，不仅系统梳理了孟河医派肾病诊疗的学术源流，更通过翔实的医案与方药的解析为临床工作者提供了可资借鉴的实践模板，尤其是对蛋白尿的中医微观辨证、肾纤维化的络病理论阐释等现代研究成果的纳入，更充分展现了编者在传承中创新的学术追求与成就。

伏案展卷拜读之际，仿佛目睹千年医学长河在书页间流淌——从仲景立论的峻烈严谨，到孟河医家的圆融通变，中医学术正是在这种不断的创新发展中焕发生机。冀望此书能启迪后学，让更多医者在肾病防治的前行路上，既能执守经典，亦纳百家菁华，共同谱写中医现代化发展的新篇章。

受米秀华主任之嘱托，怀着敬仰之忱，以撰此序为幸，若有不当之处承蒙雅教。

上海中医药大学附属龙华医院终身教授

全国非遗保护工作先进个人

乙巳年（2025年）初夏

前言

中医治疗肾病的理论与实践，始终根植于中医学对生命本质的深刻理解。《黄帝内经》言："肾者主水，受五脏六腑之精而藏之"，道出肾为先天之本、阴阳之根的要义。然肾病之治，其病机常兼寒热错杂、虚实相因；其病程更如抽丝剥茧。本书《谈肾论治——从东汉到数字时代的孟河》的编撰，正是基于对这一临床难题的深度思考：如何在经典与现代的碰撞中，在流派与流派的对话里，探寻肾病治疗的守正创新之道。

中医学术的传承，不是简单的文献堆砌，而是临证智慧的火种传递。自张仲景在《伤寒杂病论》中奠定六经辨证之基，到温病学派开拓卫气营血之辨，再到孟河医家融伤寒温病于一炉，创立了寒温融合、和法缓治"的慢性肾脏病治疗之法。我的老师叶景华先生为上海市名中医，早年毕业于上海中医学院，师从丁济万（丁甘仁先生长孙），继承孟河医派理论，形成了"益肾清利、活血祛风"治疗慢性肾脏病的学术思想，同时中西融合，西为中用，是上海最早一批中西医结合肾病的大家。历代医家对肾病的认知始终随着时代变迁而演进。本书以"从东汉到数字时代的孟河"为脉络，并非止步于历史轨迹的梳理，而是试图揭示：面对同一类疾病，不同时代的医家如何以独特的视角切入病机核心，又如何因时、因地、因人制宜地构建诊疗体系。这种跨越时空的学术对话，恰是中医生命力生生不息的明证。

在内容架构上，本书遵循"以病机为纲，以证候为目"的编写原则。全书共分五个部分，第一部分溯本清源，解析《伤寒论》六经辨证治体系与《金匮要略》水气病篇的辨治精髓；第二、三部分聚焦孟河医派肾病诊疗特色，通过费伯雄"补益脾肾、和法缓治"、丁甘仁"扶正祛邪、疏利三焦"等学术思想的诠释，系统总结水肿、尿浊、关格、淋证等难题的调治策略；第四部分则立足当代临床，结合循证医学研究，介绍了叶老对慢性肾衰、糖尿病肾病、高血压肾损害、膜性肾病等现代常见病种的中西医结合诊疗路径进行创新性探索，并收录了真实典型医案，每案均附按语详析决策思路，力求使读者"知其然，更知其所以然"；第五部分介绍了肾脏病现代分子生物学与中医理论的关系及人工智能在肾脏病中的应用。

本书的成稿，得益于笔者三十余年临床沉淀与十年专题研究。编写团队遍访孟河医派传人，整理叶老医案；同时对经典方剂治疗肾纤维化的信号通路进行现代验证。

本书虽竭力求全，然中医学术博大精深，书中所述观点，或存学派门户之见，或有临证思辨之偏，恳请同道贤达不吝指正。唯愿此书能如星火，引燃更多关于中医肾病学术传承与创新的思考，让千年医学智慧在当代临床绽放新的光芒。

上海市宝山区中西医结合医院肾病内科主任
孟河医派第五代传人
米秀华
2025 年 3 月

目录

第一部分　孟河医派的源流及特点 ………………（1）
　一、孟河医派的形成 ………………………………（1）
　二、孟河医派的代表人物 …………………………（6）
　三、孟河医派的学术特点 …………………………（12）
　四、《伤寒论》与孟河医派的学术渊源 ……………（18）
　五、《金匮要略》与孟河医派的学术渊源 …………（21）
　六、《脾胃论》与孟河医派的学术渊源 ……………（24）

第二部分　孟河医派肾系疾病论治 ………………（35）
　一、总论 ……………………………………………（35）
　二、水肿 ……………………………………………（36）
　三、尿浊 ……………………………………………（42）
　四、淋证 ……………………………………………（45）
　五、癃闭 ……………………………………………（50）
　六、消渴 ……………………………………………（58）
　七、遗精 ……………………………………………（64）
　八、关格 ……………………………………………（70）

第三部分　孟河医派治疗肾病的特点 ……………（76）
　一、费氏治疗肾病的特点 …………………………（76）
　二、巢氏治疗肾病的特点 …………………………（83）

三、马氏治疗肾病的特点 …………………………（ 84 ）
四、丁甘仁治疗肾病的特点 ………………………（ 85 ）

第四部分　叶景华治疗肾病学术思想 ………………（ 90 ）

第五部分　米秀华名中医工作室谈肾论治 …………（ 95 ）
一、总论 ……………………………………………（ 95 ）
二、膜性肾病 ………………………………………（ 99 ）
三、糖尿病肾脏病 …………………………………（108）
四、慢性肾脏病 ……………………………………（122）
五、高血压肾病 ……………………………………（129）
六、尿酸性肾病 ……………………………………（134）
七、乳糜尿 …………………………………………（141）

第六部分　数字时代对肾脏疾病的认识 ……………（147）
一、肾脏疾病微观生物学与中医理论 ……………（147）
二、人工智能在肾脏病中的应用 …………………（154）

第一部分 孟河医派的源流及特点

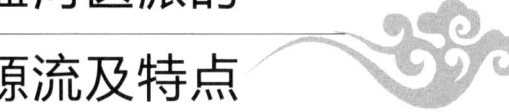

一、孟河医派的形成

孟河医派是中国医学史上一个举足轻重的流派，医家众多，著述繁盛，素有"吴中医学之盛甲于天下，孟河名医之众冠于吴中"之美誉，其流传数千年，缘于地域与名医的衣钵传承与发展。孟河医派以费、马、巢、丁四家为著。费伯雄为一代宗师，是费氏第七代业医集大成者，《清史稿》称其"清末江南诸医，以伯雄为最著"。马家原本姓蒋，蒋荣成入赘马院判家为婿，改姓马，继承马氏衣钵业医。孟河马氏最著名的医家为马培之。巢家代表人物有巢崇山、巢渭芳，其中巢渭芳曾师从马培之，得其真传。丁家以丁甘仁为杰出代表，受业于马仲清又拜学于马培之，还向巢崇山学习外科。丁甘仁为孟河医派集大成者，又是近代中国中医教育事业的先驱者。孙中山先生曾赠其"博施济众"的金字匾额，以示嘉勉。孟河医派发展到今天，依然名医辈出。自2009年起，国家开始评选"国医大师"，每届评选30人，在目前120位国医大师中，孟河医派有裘沛然、陆广莘、颜正华、徐景藩、朱良春、颜德馨、干祖望、邹燕勤等。因此，孟河医派具有"国手频出，名医云集""著述宏富，泽被后世""发皇古义，融会新知""薪火相继，传承有序"的学术特色。

（一）地域特点

唐元和年间，常州刺史孟简为分流漕运、发展农业，主持开通了一条运河，全长24千米，南与苏州、杭州相连，北与镇江、扬州相接。后人为纪念孟简的功绩，便把这条新开的河道称为"孟河"，千百年来沿用至今。在江苏南部的武进区北（现属常州新北区）有一个小镇，镇依河名，便称孟河镇。孟河镇北临长江，是常州市的西北"边陲"，地理位置条件独特，位于两座山之间，当地人有"东山对西山，两山夹一城"之说。从地形上看，小城两面的龙山和黄山犹如两条龙，而两山之间的小城就像是一颗明珠，因此有人把孟河的地形与地理位置形容为"双龙戏珠"。

孟河医派的形成得益于其优越的地理位置。孟河地处苏南和苏北的交通要口。宋朝以后，中国经济重心南移，南方水陆交通运输占据主导地位，这里独特而又便利的水上交通优势，再加上富庶自足的经济，无疑对当地的漕运商业发展、经济繁荣、文化信息交流、人才往来汇集等方面起到了积极的促进作用。

以孟河为代表的常州地区，崇文重教，文风兴盛，文人辈出，至清代，先后涌现出一些具有全国影响力的学派团体，如常州学派、阳湖文派、常州词派、常州画派。另外，还出现了十多位杰出的学术领袖、作家和诗人，如赵翼、黄仲则、洪亮吉、孙星衍、段玉裁、李宝嘉等，可谓名士辈出，学者迭现。

文化的繁荣也促进了医学的发展。明末清初，政局动荡，在"不为良相，即为良医"的思想影响下，孟河镇以儒从医者甚众，或承其家学，或受于师门，并且受儒学的影响，同业之间相互切磋，或阐发古典医籍之奥义，或下承诸子百家之说，逐渐形成了孟河医派。

由此，优越的地理位置、发达的交通条件、繁荣的漕运经济、深厚的文化积淀，为孟河医派的形成与核心医学思想的建立，提供了坚实的基础。

（二）历史渊源

"孟河医派"的名字由丁甘仁次子丁仲英提出。1927年，在丁甘仁《喉痧症治概要》中说："吾乡多医家，利济之功，亘大江南北，世称孟河医派。"

庐江左慈授《九丹金液仙经》予葛玄，沛国人华佗传学于弟子吴普，吴普与葛玄素有交往。葛玄的孙子葛洪，承袭祖上衣钵，隐居茅山，用毕生精力汇集晋以前所能见到的医籍上千卷，辑成《金匮玉函经》。是书虽遗失，但其精选本《肘后备急方》和葛洪弟子陶弘景补缺成的《补阙肘后百一方》流传至今。《四库全书总目提要》评《肘后备急方》曰："其书有方无论，不用难得之药，简要易明，虽颇经后来增损，而大旨精切，犹未尽失其本意焉。"孟河医派代表人物费伯雄所著的《食鉴本草》《怪疾奇方》，马培之著述的《青囊秘传》，巢崇山的《千金珍秘》，丁甘仁的《外科丸散验方录》等书中都能找到《肘后备急方》的痕迹。

宋朝，进士出身的常州名医许叔微著有《普济本事方》（以下简称《本事方》）一书，开医案类著作之先河，该书秘藏本传给高僧荆山浮屠，再传到宦官罗知悌手中，而罗知悌则是元末名医朱丹溪的老师。朱丹溪特别珍视《本事方》，其弟子整理的《丹溪心法》即是仿照《本事方》内容而作，也是如今医案类著作的初始形式。后来孟河的医家盼咐学生将自己的经验、医案传抄留世，与许叔微当年的做法一脉相承。

明朝，王肯堂亦为常州名医，著有《证治准绳》一书。《四库全书总目提要》说："其书采摭繁富，而参验脉证，辨别异同，条理分明，具有端委。故博而不杂，详而有要。于寒温攻补，无所偏主……世竞传之……宜其为医家之圭臬矣。"王肯堂著于本书，成为当时的行为规则。他的著书理念，对后来费伯雄作《医醇賸义》大有启发。

在孟河医派的鼎盛时期，最具代表性的是费、马、巢、丁四大家族。而在孟河医派形成初期，尚有法氏、沙氏等较有影响的医家。费氏是四大家族中最古老的一派，明天启六年（1626年），费家第十六世费尚有为避东林与阉党之争，自镇江丹徒迁居孟河，世以岐黄，开始了孟河费氏的医学事业。略晚于费氏，法征麟、法公麟兄弟在孟河行医以治伤寒出名。乾隆年间，费氏第五代传人费国柞被载入地方志，称其"精医"。沙晓峰、沙达周在孟河以外科名重当时。至嘉庆年间孟河逐步形成地方性医学流派，其中费氏以内科闻名，丁氏以儿科见长，马氏、巢氏也已有人业医。孟河医家绝大多数是典型的儒医。其中，"以儒通医"者占有很高的比例，他们或先儒后医、医而好儒，或儒而兼医、亦儒亦医。

当时孟河医家虽然以世袭祖传为主，但却十分重视相互协作和学术交流。如沙达周曾与费士源（费兰泉的祖父，精通内、外科）合治一位发背病人；费兰泉教授学生的内容，并不局限于家传医学，而是吸取了马氏、沙氏等家的医学精华，海纳百川，唯效是尚；费文纪与江南名医王九峰更是经常切磋；此外，喻嘉言、叶天士等医家的学术思想和临床经验也对孟河医家有着深刻的影响。

(三) 发展壮大

在宋金元医学的基础上，清代医家们更重视实用之学，致力于经典与临床研究，阐古而创新，临床医学方面得到了空前的发展，可谓极盛时期。主要反映在温病学说趋向鼎盛、医学专题研究不断深入，以及中西汇通思潮的出现等方面。清代诸家重视理论与实践，在探讨温病证治的同时，还对临床做了许多专题性的深入研究，把学术见解与临床经验提高到新的水平。孟河医家就是在这一时期不断发展壮大起来的，不同学术观点之间相互争鸣，对中医学的发展起到了一定的推动作用，逐步形成了特定的医学流派。

19世纪以后，孟河医派发展至成熟时期，形成了费、马、巢、丁四大家族。当时的费氏、马氏在孟河医派中占主导地位，尤其以费伯雄和马培之最负盛名，影响极大，民间将他们视为"华佗再世"，求医者纷至沓来，络绎不绝。除了民间的传颂，他们还得到了朝廷的认可和嘉奖。如费伯雄由于治愈道光帝的失音及皇太后的肺痈而获赐匾额和联幅，被称"是活国手"。光绪六年(1880年)，马培之进京为慈禧太后诊病，疗效显著，慈禧特赐"务存精要"匾额予以褒奖，宫廷里传出"外来医生以马文植最著"的声誉(《孟河四家医集》)。费氏、马氏取得的巨大成就与显赫声望，吸引了孟河其他家族从医，从此孟河医家队伍不断壮大，孟河医学事业更是蒸蒸日上。

孟河医家虽以世袭祖传为主，但也以弘扬医术为宗旨，收徒授业，相互交流。如马培之得祖父马省三医学真传，又师从费伯雄；巢渭芳为费伯雄寄子，又从马培之游；丁甘仁师从费氏，又聆教于马氏、巢氏名医；马氏外族门人有邓星伯、贺季衡等，费氏外族成名门人有余景和、邹云翔等。各家之间还通过联姻的方式互相渗透交融，博采众长，如费伯雄之子娶马培之的妹妹为妻，丁甘仁娶马培之的女儿为妻，费氏门人余景和后人与丁甘仁后人结亲等，使各家族之间的关系更加紧密，均有力地促进了孟河医派的兴盛和发展。

清道光、咸丰、同治年间，孟河名医云集，业务兴盛，经验成熟，学术思想逐渐形成，费尚有的六世孙费伯荣、费士源的孙子费兰泉、马家的马省三和马培之祖孙及马培之堂兄弟辈马日初、巢家的巢沛山等，均名震数省，达到孟河医派的鼎盛时期。当时的孟河小镇仅有200余户人家，而镇上竟有十几家中药铺，自南向北分别是：儒德堂、泰山堂、聚德堂、同德堂、天生堂、费德堂、仁济堂、灵济堂、益生堂等。府县志有载，"小小孟河镇江船如织，求医者络绎不绝""摇橹之声连绵数十里"（《中国地方志集成·光绪武进阳湖县志》），足见当时医事之盛，孟河医家已经名震天下。从清道光、咸丰年间起至清末民初，孟河医派又陆续向外发展，名家辈出，影响甚广。毋怪乎丁甘仁在《诊余集》中说："吾吴医学之盛甲天下，而吾孟河名医之众，又冠于吴中。"另外，孟河医家在杂病和外感病方面的突破，也使孟河医派之名远扬。

（四）后世影响

孟河医派不仅仅是地方性医学流派，也对其他地域的医学产生了重大影响，究其原因，主要有三：

首先，清咸丰年间，由于太平天国运动的影响，孟河地方经济陷入相对疲软的境遇，加上孟河从医者日益增多，相互之间的竞争日趋激烈，许多名医开始走出孟河，谋求向外发展。如巢崇山于1859年为避太平天国之乱而逃到上海，后以针刀技术治愈了大量肠脓肿患者，自此闻名上海。马培之晚年寓居无锡、苏州，分别在其住所和沐泰山堂药店坐诊，门庭若市，其在苏州设诊之处，至今仍被称为"马医科巷"。之后，他又迁无锡及上海，最终定居无锡。此外，沙石安迁往镇江大港，而费绳甫、丁甘仁则迁往上海，余听鸿迁居常熟，贺季衡、邓星伯分别在丹阳、无锡行医。随着孟河医家的逐步向外发展，其影响也随之扩大。时至今日，孟河医派早已不仅仅是一个地方性医学流派了。

其次，孟河各家还纷纷著书立说，影响了越来越多的医界同仁。如费伯雄著有《医醇賸义》《医方论》等；马培之著有《马评外科证治全生集》《外科传薪集》《医略存真》及《外科集腋》等；巢崇山撰有《玉壶仙馆医案》《千金珍秘》等；丁甘仁著有《药性辑要》《脉学辑要》《喉痧症治概要》等。孟河各家宝贵的诊治经验就这样保存下来，并泽及一代代后学，进一步保存和弘扬了祖国的传统医术。

再次，以丁甘仁为代表的孟河医家还兴办教育，培养中医人才。丁甘仁在知天命之年与夏应堂、谢利恒、费访壶等集资创办了上海中医专门学校，后改名为民国时期的上海中医学院，开创了近代中医教育之先河。继而又发起成立

"中医学会",首次把中医师组织联合起来,相互交流切磋医术,开创了联合协作之风气。为了满足临床教学的需要,丁氏又创立了沪南、沪北两所广益中医院,以便学生见习与实习之用。由于办学有方,名师亲自传道授业,由此造就了一大批高水平的中医优秀人才,如民国时期上海中医学院的院长、名医丁济万,新中国成立后担任新成立的上海中医学院(现上海中医药大学)第一、第二任院长的程门雪、黄文东,中医名家王一仁、秦伯未、章次公、张伯臾、陈耀堂、盛梦仙、严苍山、许半龙、王慎轩、余鸿孙、陈存仁等,均为早期毕业于上海中医专门学校的高才生。当时校内求学者遍及全国,真可谓"医誉满海上,桃李满天下"。由此逐渐形成孟河弟子满神州,孟河医术遍天下,历久而不衰的局面。正是在以上诸多因素的共同促进下,孟河医派一步步走出孟河,走向全国乃至海外,成为当代最负盛名的医学流派之一。

二、孟河医派的代表人物

在我国近现代医学发展史上,常州孟河医派是源远流长、博大精深的中医药"百花苑"中一朵绚丽夺目的奇葩,累世百年,名家辈出,影响远播华夏及世界。作为一个内、外、妇、儿等各科齐备的中医流派,至今能完整地流传下来称得上是一个奇迹。以费伯雄、马培之、巢崇山、丁甘仁四大家为代表的孟河医家,学术造诣高深,临床经验丰富,声誉远播海内外,影响医坛300年,对近现代中医药的发展和崛起起着极其重要的作用,在中国医学史上,具有举足轻重的地位。孟河医家远溯《黄帝内经》《难经》,思求经旨;中及张仲景、孙思邈之学,博采众长,下逮金元诸家乃至温病学说,熔各派学术于一炉,揽中医学之大成,最终形成了自己的特色:以"醇正和缓"为宗,以"轻清简约"立法。突破了长期以来寒温分立的格局,建立了寒温统一的辨证体系,开创了中医学史上良好的学术风气。从清末民初,直至中华人民共和国成立前后,有大批著名医家出身于孟河医派,也使得孟河医派成为近现代上海乃至全国名中医的一个摇篮。

(一) 孟河费氏

费氏祖籍江西，世业稼穑，好学礼乐，先祖或为巨宦，或为大儒。后因战乱，从清军渡江，费氏十六世远祖费尚有夫妇遂定居孟河，并弃儒从医，开启了孟河费氏之医学生涯。二十世费岳瞻、二十一世费文纪，均为一时名医。据《武阳志余·卷十》记载："费岳瞻，字晓峰，精医，诸子世其业。"一日"岳瞻以饱食车行磕石，肠绝。归使诸子脉之，皆言无疾，独五子文纪泣曰：'肠坏，败征见矣。'岳瞻因敕诸子：'无以医误人，传吾学者，独纪也。'悉以秘方授之。文纪年二十为医，至七十四卒。伯雄，文纪子也"。费氏医学传至费伯雄已是第七代，历经二百余年。费氏医学近代最具代表性的医家是费伯雄、费绳甫祖孙二人。伯雄以归醇纠偏、平淡中出神奇而盛名于晚清，是孟河医派的主要代表人物之一。绳甫则以善治危、大、奇、急诸症而闻名上海。

费伯雄（1800—1879年），字晋卿，号砚云子，书室名为留云山馆，是孟河医派的杰出代表、费家世医第七代传人、孟河四大家之一。费伯雄幼年即聪颖过人，七岁便能属对，一日塾师之友出上联"门关金锁锁"，伯雄随即答出下联"帘卷玉钩钩"，其父闻后喜不自禁，谓"吾家千里驹也"，后伯雄果于而立之年即驰誉江南。费伯雄对天文、六壬、技击、诗、画、琴、书均有研究，成绩斐然。费伯雄33岁时考取了秀才，后因淡于仕途而弃儒学医，秉承家学，并师从镇江名医王九峰。而后专心钻研《黄帝内经》及仲景之学，下及历代名医著作，不久就名噪大江南北，求诊者接踵而至，有"以名士为名医"之誉。其医学思想师古而不泥古，对内科杂症颇有研究，于各种大症论治较详。费伯雄曾为林则徐治病，又经林则徐推荐，治愈了道光皇帝的失音症。道光皇帝赐其联曰："著手成春，万家生佛，婆心济世，一路福星。"伯雄又为孝和睿皇太后治过肺痈，被赐匾曰"是活国手"。1856年，费伯雄为清军江南督帅向荣治咯血，手到病除，向荣授其匾额"费氏神方"。自此，各地医家常来请教，商治疑难杂症。故有"清末江南诸医，以伯雄为最著"之誉（《清史稿·列传二百八十九》）。

晚年的费伯雄喜以养花种竹自娱，名士之风不减，俞樾称其"须眉皓然，一望而知为君子"，翁同龢赞之"目光奕然，声音甚圆亮"。费伯雄有一方端砚，状若半潜于水之荷叶，上爬一蟹，蟹螯钳半根水草，恰与其崇尚自然、宁静、散淡、和谐的心境契合。伯雄业医以"欲救人而习医则可,欲谋利而习医则不可"为座右铭。在著作中告诫行医者须学会换位思考:"我若有疾,望医之救我者何如? 我之父母妻子有疾,望医之相救者何如? 易地以观,则利心自澹矣! 利心澹则良心现,良心现斯畏心生。"并自撰一联曰:"古今多少世家,无非积德;天下第一人品,还是读书。"而无论是临证还是读书,都要以如临深渊、如履薄冰的态度,"平时读书必且研以小心也,临证施治不敢掉以轻心也"。(《说不尽的费伯雄,道不尽的孟河派》,载于《中医药文化》2010 年第 3 期)

费伯雄治学,主张师古而不泥古。他说:"巧不离乎规矩而实不泥乎规矩。"认为《黄帝内经》《难经》必须悉心研究,张仲景是立方之祖、医中之圣,其著作当奉为典范,而金元四大家则各有所长、各有所偏,要取其长,舍其偏。至于历代其他医家的著作,应尽可能涉猎,以资知识广博。正由于其能熟读经典、通晓百家,又能做到取长舍偏,择善而从,所以才能在医学上有如此深的造诣,达到了醇正不杂的境界。费伯雄立论以和缓为宗,治病主张以平淡之法获神奇之效。尝言:"疾病虽多,不越内伤外感,不足者补之以复其正,有余者去之以归于平……毒药治病去其五,良药治病去其七,亦即和法也,缓治也。天下无神奇之法,只有平淡之法,平淡之极,乃为神奇。"(《医醇賸义·自序》)费伯雄生平对慢性病尤有深刻阐述,辨病重点以六气和五脏分类,治虚劳以调肝养阴为特点。

费伯雄集数十年之临床心得,写成《医醇》二十四卷,分察脉、辨证、施治、医理、治法、法外意六门,惜刻版未及一半,被战火所毁。渡江避难,居扬州后,因左足偏废,坐卧室中,追忆《医醇》中语,随笔录出十之二三。全书论理简要,分类较为详细,列述风、寒、暑、湿、燥、火六气之疾及虚劳内伤诸杂病,每篇先论病证,随载自制方,后附古方,是费伯雄医学经验的集大成之作。"自念一生精力,尽在《医醇》一书"而更名为《医醇賸义》。费氏提倡醇正和缓,平淡中出奇,方方实用,不尚空谈。这本书是费伯雄主要学术思想的结晶。1865 年,费伯雄对《医方集解》逐加评述,写成《医方论》,语简明快,深中肯綮。"欲为初学者定范围",希望后学能博采群书,化其偏,得其醇,触类引申,由博返约。还著有《食鉴本草》《本草饮食谱》《食养疗法》《费批医学心悟》等。其中,《食鉴本草》不同于一般的食谱,文内多谈禁忌少谈功用，此亦费伯雄调理内伤杂病特色之一。

费绳甫（1851—1914年），字承祖，秉承家学，治病能兼取东垣、丹溪二家之长，治虚劳主清润平稳，养胃阴则主气味甘淡，独树一帜，有"近代一大宗"之称。求诊者日以百计，中年迁沪，以善治危、大、奇、急诸病享誉于时，因忙于业务，无暇著述，仅于诊余之暇，口授经验，费氏子孙辈皆伟其业。

（二）孟河马氏

孟河马氏原籍安徽，其祖上自明代太医院马院判起即世代业医。马院判因膝下无子，招蒋成荣（后更名为马成荣）为女婿，成荣继承开创了孟河马氏世医，至马氏七世开始誉满天下。马氏家族以马省三、马培之最有名气。七世以马省三及马成荣后代马绍成为代表，前者擅长外科，人称"马一刀"，后者在原武进圩塘行医，为武进名医。马省三因为无子，复以女婿蒋汉儒（名玉山，即马培之的父亲）为嗣，蒋汉儒在马培之14岁时去世，便由马培之继承家学。

马培之（1820—1903年），清朝医家，名文植，晚年号退叟。马培之因幼年丧父而随其祖父马省三习医，历时16年，尽得其学，后又博采王九峰、费伯雄等医家之学术经验，融会贯通，造诣精深。马培之继承家传，又博采众长，以内、外、喉三科兼擅著称，于外科特具卓识，为马氏医家中造诣最深、医术最精、影响最广者，亦为孟河医派代表人物之一，被誉为"江南第一圣手"。光绪六年，江苏巡抚承旨荐马培之应征入京，为慈禧太后治病，故人称"马征君"。仕京数月，请脉立方，颇得慈禧太后赞赏，赐匾额、帑金回归故里。自此，马培之医名震于四海，大江南北几至妇孺皆知。

马培之认同《外科证治全生集》所言"外科不能不读《灵枢》《素问》"，又说："汉唐以来，诸名家著述俱在，辨病体、论治法，以及立方用药，要皆敬慎其事，务求精切，虽所见不同，立言不一，然推阐要义，皆能树立外感内伤，可谓症详而法备矣。"马培之十分推崇《黄帝内经》，认为"用药非精熟《灵》《素》，按脉辨证，平章阴阳，无以应手辄效"。对于阐发《黄帝内经》要义的临床诸家也极重视，认为"张、刘、李、朱四家，尤不可不研究"（《孟河四家医集·医略存真》）。正因为如此，当时医家称马氏"以外科见长而以内科成名"。他的弟子中，丁甘仁吸取马氏的整体治疗思想，将内科理论与外科实践结合起来，在内、外、喉科证治中均有建树；巢渭芳则内外俱精，内科善治时病，外科擅长大针排脓治疗肠痈，于刀针使用上尽得马氏真传；邓星伯、贺季衡则以内科擅长而名扬一方。

马培之认为，看病要讲究眼力和药力。所谓眼力，就是要能深入剖析病情，抓住疾病症结所在；而药力，则是注重药物的性能、专长、配伍、炮制等，以利于药性充分发挥。马培之主张辨证时要考虑到天时、年运、方土、禀赋、嗜好、性情等因素，细审病在气在血，入经入络，属脏属腑。马培之的观点也可从孟河医派处方用药的绵密中正平和中得以体现。作为孟河医派四大家之一，马派以脉理精湛及刀针娴熟而形成独特的风格，奠定了其学术思想的理论基础。

马培之著述颇丰，治病法多，遣药广泛，在《青囊秘传》中就载有丸119首，散225首，膏91首，丹142首，药68首，汤506首，共6门1 151方。其主要著作有《医略存真》《外科传薪集》《外科集腋》《青囊秘传》《纪恩录》等，又对当时广为流行且被疡医奉为枕秘的《外科证治全生集》做评注、补充及修正，对后世影响较深。另其门人整理有《马培之医案》行世。

(三) 孟河巢氏

巢家是在两地先后成名，即巢崇山在上海，巢渭芳在孟河。巢崇山 (1843—1909年)，名峻，晚号卧猿老人，为孟河医派早年赴沪发展的主要代表人物之一。巢崇山在上海行医50余年，擅长内外两科，刀圭之术尤为独到，秦伯未称其"家学渊源，学验两深"（《清代名医医案精华·巢崇山医案精华》）。尤以外科为精，能以刀针手法治肠痈，多应验如神。巢氏平生诊务繁忙，故著述甚少，撰有《玉壶仙馆医案》一卷，《千金珍秘》一卷。

巢渭芳（1869—1929年）系马培之学生，并得其真传，擅各科沉疾，尤长于治伤寒。一生致力孟河，他对时病急症的诊治有独到之功，尤精于应用火针治肠痈和化脓性外科疾病，提出"药有专任，贵在不失时机，求稳每致贻误，顾全反觉掣肘"（《孟河四家医案医话集·巢渭芳医话》）之旨，著有《巢渭芳医话》，是他一生诊疾治病的经验总结。曾有病家赠其匾额"愿为名医，不作良相"。

(四) 孟河丁氏

丁氏家族相较于其他三家来说，起步较晚，但是发展迅速。丁家数代业医，自常州迁至孟河，以幼科见长，至丁甘仁盛极一时。丁甘仁（1865—1926年），名泽周，江苏武进孟河镇人，为马培之女婿，先受教于其堂兄丁松溪（费伯雄弟子），继而学医于马绍成，19岁娶妻马氏，又从业于一代宗匠马培之。他从马培之学，能兼蓄马氏内外喉三科之长，后成为上海一大名医。因其首创中医专门学校，故有"医誉满海上，桃李遍天下"之称颂。丁甘仁是清末民初的江南名医，也是孟河四大家代表人物之一。

丁甘仁初在无锡、苏州等地行医，与吴医叶桂、薛雪等温病名家的弟子门人相往来，在掌握温病法门的"轻灵"方面颇有收获，因而医道大进。在处方用药方面崇尚费伯雄的醇正缓和、归醇纠偏的学术风格，以轻灵见长，最擅运用"轻可去实"之法。后经巢崇山推荐，至上海仁济善堂施诊。其间又聆教于伤寒学派大家汪莲石先生，潜心研读舒驰远《伤寒集注》《六经定法》，在伤寒六经辨证及治法等方面获益匪浅，因而在临诊时能融合伤寒与温病两大学派，熔经方时方为一炉，并集孟河医派之大成，对近代中医学术的发展起到了积极作用。然而，由于当时丁氏诊务繁忙，亲自著书留下的文字不多，有《脉学辑要》《药性辑要》《喉痧症治概要》《钱存济堂丸散膏丹全集》《医经辑要》等。丁甘仁去世后，由其子孙门人整理付梓刊行的有《丁甘仁医案》《思补山房膏方集》《丁甘仁家传珍方》《丁甘仁用药法》《医学讲义》《丁甘仁晚年出诊医案》等。

丁甘仁认为："个人带徒方式不能满足培养中医人才之需要，拯救祖国医学遗产，为当务之急，刻不容缓，为振兴中医事业，普及与提高教育为关键。"（《孟河医派记事》，载于《中医文献杂志》2006年第4期）。1916年，丁甘仁与上海名医夏绍庭（1871—1936年）一起创办了上海中医专门学校。第一任校长谢观（1880—1950年），是来自孟河附近地区的学者和教育家，第一位解剖学教师是德国留学归来的医师，来自孟河。其他与孟河有关的教师有曹颖甫、黄汝梅、郑兆兰、汤潜、徐嘉树。丁甘仁倡导中医教学改革，将西方教学模式与中国传统教育模式相结合，不仅授以中医经典，还讲授西医解剖学、生理学及中国文学等，培养了大批优秀中医人才。另外，丁甘仁先生乐善好施，对患者不论贫富，一视同仁，尤其是劳苦大众前来求医，常免收诊金，赠送药物。丁甘仁热心公益事业，慷慨解囊，有时将其所得诊金捐助学校、医院及慈善机构。在乡里乡间亦乐于为群众谋福利，如捐款、修桥、铺路等，从不吝啬。孙中山先生曾赠匾"博施济众"以资嘉勉。

三、孟河医派的学术特点

孟河医派以费、马、巢、丁四大家族为主要代表，其中又以费伯雄、马培之、巢崇山、丁甘仁为中坚，近代将四人合称为孟河四大家。孟河医派治病颇具特色，虚劳内伤皆重气血，补益培本以脾肾为首，立论以和缓平正见长，治法以清润平稳为特色，外感热病以轻、巧、灵取胜。其将伤寒和温病熔为一炉，师经典而不泥于经典，善于化裁古方，博众学、融时论，精通内外各科，清末民初在全国医学界具有深远影响。

（一）师古不泥，不拘门户

孟河医派的学术源于《素问》《灵枢》《伤寒论》《金匮要略》等中医经典，于秦汉后各家著述并皆参观，用其长而化其偏，师古人意而不泥古人方，在长期的临床实践中逐渐形成了醇和缓治的医疗风格，用药多轻灵平正。揽中医之大成，将各派学术熔于一炉，在家学传承的基础上，勤求博采，融会贯通。

孟河医派的代表人物之一费伯雄，谙熟经典，对中医各家长短有自己的见解。治学主张师古不泥古，既不拘执古人之成法，又不提倡趋奇立异。他认为，对于金元四大家的理论经验，不可机械搬用，要得其所详而不忽其所略。因此费伯雄立论以和缓平正为宗，治法以清润平稳为主，并善于变通化裁前人的方剂，以实用有效为切要。费伯雄在《医醇賸义·自序》中曰："雄自束发受书……究心于《灵》《素》诸书，自张长沙下迄时彦，所有著述并皆参观，仲景复乎尚已，其他各有专长，亦各有偏执。求其纯粹以精，不失和缓之意者，千余年来不过数人。"

费伯雄在《医方论·发凡》中谓："学医而不读《灵》《素》，则不明经络，无以知致病之由；不读《伤寒》《金匮》，则无以知立方之法而无从施治；不读金元四大家，则无以通补泻温凉之用，而不知变化。"可知费伯雄重视经典，没有门户之见，兼收各家之长。

马培之内外兼通，功底深厚，浑内外而为一，主张治疗外科疾患需内外同治贯通，方能取效，学术上推崇王氏全生派，同时亦能吸收正宗、心得两派之精华而发明之。他主张"凡业疡科者，必须先究内科"（《近代名医珍本集·马培之外科医案》），"既求方脉而刀圭益精"（《孟河四家医集·医略存真》）。马培之医案中，凡脉理精奥之处，皆取经典之训，遣方用药悉以仲景之方为基础。马培之外科学术思想对现代临床仍有重要的指导意义。马培之精于内治而不偏执、善用外治而不孟浪、擅长刀针而不滥用，治病求本讲究策略，实有诸多值得当代医家学习之处。

丁甘仁学医于马绍成，又得其兄丁松溪点拨，师从费伯雄，后又师从马培之。在上海成名后，又从沪上伤寒名家汪莲石专攻伤寒。丁甘仁曾谓："临证有两大法门，一为《伤寒》之六经病，二为《金匮》之杂病，皆学理之精要，治疗之准则，此二书为中医辨证论治的主要依据，缺一不可。"由此可见，孟河医派十分注重对经典医著的研究，并以此指导着临床实践。丁甘仁博极众学，融合时论，深知孟河医派与吴门医派学术有别，常有互不融洽之处，但他能不拘门户之别，穷研吴门之学，深谙吴门医派的精髓，在伤寒学派与温病学派之间，能择善而从，寒温兼学，入时方出经方，汲取其中的精华，灵活地应用到临床实践之中，逐步探索并形成温伤兼容的孟河丁氏医疗风格。

孟河医派的形成还在于他们不拘门户，相互学习，取长补短。孟河各家在诊疗技术上各具特色，如费氏代表医家费伯雄，以善治虚劳著称；马氏以疡科名世者多人，巢氏擅长内外两科，最善于用刀圭之术施于肠痈；丁氏代表医家丁甘仁以治疗猩红热闻名，兼精喉、外两科。四大家医术虽然主要以世袭祖传为主，各有所长，但并不囿于门户之见，他们可贵地做到了互相学习，兼收并蓄。如马培之得祖父马省三医学真传，又师从费伯雄。巢渭芳为费伯雄寄子，又从马培之游。丁甘仁从师于费氏，又聆教于马氏、巢氏名医等。

孟河医派在传承上要求弟子无门户之见，无派别之偏，广览博采，择善而从。在学校教育中，丁甘仁常聘用不同流派、不同学术见解的中医教育名家授课。同时，孟河各医家又注重对江湖铃医治病经验、民间单方验方的搜集整理，验之临床，并归纳总结，以传弟子。如费伯雄辑有《怪疾奇方》、马培之辑有《青囊秘传》、巢崇山辑有《千金珍秘》、丁甘仁辑有《丁甘仁家传珍方》。在博采众才的基础上，孟河医派要求弟子多思勤悟，触类旁通，自成新意。

（二）博采众长，寒温兼容

寒温之争，起于刘完素"热病只能作热治，不能从寒医"之说后，医家于二者诊疗多有抵牾。当时清代温病学派与伤寒学派之间存在鸿沟，有如水火不能相容。孟河丁甘仁、绍兴何廉臣为代表的寒温融合学派，能择善而从，由温热派兼学伤寒学派，从时方派入，而由经方派出。孟河医家博采众长，综合应用伤寒辨六经、温病辨卫气营血的医理精要，熔伤寒、温病于一炉，突破伤寒与温病分立的格局，创立了寒温融合的辨治体系。

丁甘仁融合寒温两大体系，在临床上治疗外感病疗效颇著。如民国初年，上海痧疫盛行，经丁甘仁诊治者不下数万人。丁氏认为，喉痧与白喉不同，白喉为少阴伏热升腾，吸受疫疠之气，而喉痧是邪从口鼻入于肺胃，暴寒束于外，疫毒郁于内，蒸腾肺胃两经，而厥少之火乘势上亢。故治法白喉忌表，宜滋阴清肺，而喉痧初起则不可不速表，所谓治疫喉之关键"惟在善取其汗，有汗则生，无汗则死"（《疫喉浅论·疫喉痧论治》），明确了两者在病机和治法上的区别。关于时疫喉痧的辨证治疗，丁甘仁认为须"分初、中、末三层，在气在营，或气分多，或营分多"（《喉痧症治概要·时疫烂喉痧麻正痧风痧红痧白喉总论》）。初起邪郁气分，速当表散，轻则荆防败毒散，清咽利膈汤去硝、黄，重则麻杏石甘汤。疫邪化火，由气入营，即当生津清营解毒，佐使疏透，望邪从气分而解，轻则黑膏汤，鲜石斛、豆豉之类，重则犀豉汤、犀角地黄汤，必待舌光红而焦糙，痧子布齐，气分之法已透，方用大剂清营凉解，不再表散。

丁甘仁云："风温冬温，用参、附、龙、牡等，是治其变症，非常法也，盖人之禀赋各异，病之虚实寒热不一，伤寒可以化热，温病亦能化寒，皆随六经之气化而定。是证初在肺胃，继传少阴，真阳素亏，阳热变为阴寒，迨阳既回，而真阴又伤，故先后方法两殊，如此之重症，得以挽回。若犹拘执温邪化热，不投温剂，仍用辛凉清解，如连翘、芩、连、竺黄、菖蒲、至宝、紫雪等类，必当不起矣。"（《丁甘仁医案·风温案》）关于湿温类病证，丁甘仁认为，湿温之邪常表里兼受，其势弥漫，蕴蒸气分的时间最长，湿与温合，或从阳化热，或从阴变寒，与伤寒六经之传变多相符合，治以宣气化湿、表里双解法为主。概括言之，其治法为：邪在卫分、气分，按三阳经治法；湿胜阳微，按三阴经治法；邪热从阳入阴，按温病热传营血治法。从以上这些治例中可以看到，在辨证施治上，丁甘仁是采用伤寒辨六经与温病辨卫气营血相结合的办法，在方药上则经方与时方综合运用，打破成规，独出心裁。

孟河医派在外感热病的辨证方面，凡伤寒则根据邪从外来，循六经传变的规律，辨清传变、并经、合病等情况，施以适当的治法。凡温病则辨析风温与湿温，风温之邪自上受之，首先犯肺，逆传心包，病变最速；湿温之邪为表里兼受，其势弥漫，羁留气分时间最长，从阳则化热，从阴则变寒，须认清症情之错杂，随证应变。对外感热病的治疗，孟河医派主张经方时方合用，遣方使药以"轻、巧、灵"为原则。凡寒伤于手太阴，用麻黄汤、桂枝汤；太阴少阴合病，用麻黄附子细辛汤；寒郁化热在阳明经者，用白虎汤、增液汤。凡风温证发热者，邪在卫分，宜清宣表卫，用银翘散、桑菊饮；邪在气分，宜清气泄热，用白虎汤、麻杏石甘汤。暑温高热神烦者，重用竹叶石膏汤、黄连香薷饮、牛黄清心丸。湿温证发热不解者，湿结热留所致，采用"渗湿于热下，使湿不与热相搏"的治法，以甘露消毒丹、三仁汤主之；若热重于湿者，用苍术白虎汤；湿热下注者，用葛根黄芩黄连汤；邪伏募原，寒热往来者，用柴葛解肌汤、黄连解毒饮。

（三）辨证用药，轻可去实

孟河医派在辨证用药上，大抵以"轻、巧、灵"见长，尤擅运用"轻可去实"之法。是法乃南齐名医徐才之所创的治病十法之一。其"轻"者，指轻巧灵敏，活泼招展，非轻轻鸿毛，随风飘扬可比。轻而不浮方能去实。临床常见的症状，一般都不外乎虚、实两类，治疗时则非攻即补，但每遇到复杂曲折迁回之症，在攻补二法难以施治之时，医家们只得另辟蹊径，立法处方既不能伤正，又不能助邪，还应避免犯虚实之戒。此时采取"轻可去实"之法，以达到扶正不助邪，祛邪不伤正的目的，使邪去正复，机体得以康复。"轻可去实"看似简单，若要恰到好处，则非扎实功力者而不可为也。孟河医派运用此法驾轻就熟，从大量的医案中，可以看到，即使是面对重症顽疾，孟河医派的医家们治法平淡，处方精练，药量轻灵，既不伤患者病困中的脾胃，又有利于疾病的治愈，收到"四两拨千斤"之功。

这种用药风格与费伯雄大力提倡有关。费伯雄强调辨证细腻准确，用药轻灵平正，即使遇危难重症，遣方仍然不离平淡，于平淡中显神奇，用药醇正，不伤正气。阅读孟河医派的医籍，不难发现，孟河派医家们都具有崇尚"醇正和缓"的医疗风格。

以和法缓治为宗旨，孟河医家临证立法用药时多以平淡轻灵见长，一归醇正。轻灵指药性平淡，药力缓和而用量较轻，所选药物既能发挥治疗作用，又没有留邪伤正的弊端；醇正指用药不以炫奇、猛峻求功，而在义理得当。费伯雄因"医学至今，芜杂已极，医家病家，目不睹先正典型，群相率而喜新厌故"，为"明白指示，庶几后学一归醇正，不惑殊趋"而著《医醇》。费伯雄自释"醇"字云："于拙刻《医醇賸义》中先标一'醇'字，此非不求有功，但求无过之谓。若仅如是，浅陋而已矣，庸劣而已矣，何足以言'醇'乎！吾之所谓醇者，在义理之得当，而不在药味之新奇。如仲景三承气汤，颇为峻猛，而能救人于存亡危急之时，其峻也，正其醇也。"（《医醇賸义·自序》）通观费伯雄自制近200首方剂，其中所选药物绝大多数是药性平和之品，而且剂量也普遍较轻，遵循性平药轻、不失和缓的制方准则。

后来的孟河医家，均很好地秉承了费伯雄"师古不泥，和缓醇正"的学术思想。孟河马氏受费伯雄等医家影响，治疗疾病，处方轻清简约，方药醇正，不过八九味药，一般不超过十二味，药味过多则庞杂，不能切中病所。每味药用量亦不宜太重，否则药过病所，反伤正气。丁甘仁治疗湿温病，用药多轻灵。芳香化湿惯用藿香、佩兰；利湿则用泽泻、滑石、薏苡仁、茯苓皮；清热用金银花、连翘、竹叶、青蒿；调中和胃则用砂仁、白扁豆、豆蔻、枳壳。所用药物的量轻，多则9 g，少则1.5 g。生姜用一片，荷叶取一角，中病即止。尤擅用"轻可去实"法，以"四两药力"而拨"千斤病势"。

（四）内外皆精，治法灵活

孟河医家虽各以内、外、喉科称名于世，实则精通各科，在治法上也灵活多样，不分针砭、刀圭、汤药、丸散，不分内服、外用，均以切病获效为要。孟河医家十分重视"全科"意识和技能，作为识证和治病的基础。余听鸿在《外证医案汇编·凡例》中言："今时内外各专其科，外科专仗膏丹刀针，谙内症者少。内科专司脉息方药，谙外症者不多。病家每遇大症，或兼感冒寒热，疑外科不谙内病，延内科用药立方，每至内外两歧，彼此相左。当表反补，宜托反清，内症未平，外症变端蜂起。攻补错投，温凉误进……。"

费伯雄虽擅治虚劳，以内科见长，但观其医案，外科、眼科、喉科、皮肤科、妇科、儿科无不涉及，并且造诣不凡，其中多有金玉之言。其尚善用食补，宗《黄帝内经》"毒药治病去其五，良药治病去其七"之说，使患者做到"食养尽之"，不为食误，以"食"代药。如沙彦楷所说，费伯雄"医治虚劳……然不肯使病家多服药"，"著《食鉴本草》"，"冀病者以食养得宜，克收病前病后之效"。（《孟河四家医集·食鉴本草》）

马培之精擅外科，所著《外科集腋》《马评外科证治全生集》均为外科专书。其他著书中亦多有外科病记载。对于喉科方面疾患的诊治颇具特色，治疡病常内服、外用和针刀并施，如《青囊秘传》所载颇多奇法怪方，但获效快捷，验之如神。

巢崇山、巢渭芳二人，一以擅用刀圭之术治肠痈，一以长于火针排脓治肠痈而分别闻名沪上、乡里。俱精擅外科，然从现存的医话、医案来看，两人对内科也颇有造诣，巢渭芳世传精擅内、外科治伤寒，颇有特色，每多奇效。

丁甘仁以内科、喉科著称，初到沪上，以善治喉痧而声名鹊起。同时丁甘仁对外科证治，亦有许多独到之处，自制各类外科用药，如外用敷贴膏药、油膏敷药、药线、散药、吹喉药等。此外，丁甘仁还擅长外科手术，如其常用中式手术刀切开排脓血，还常采用古法"火针"穿刺肿疡，排除脓血，用以代替外科手术刀，其特点是穿刺创口小而深、排除脓血通畅、收口较快、肌肤表层无瘢痕。在丁甘仁医案中，可见内、外、妇、儿各科病，显然也是一位多面手。

孟河医家精通各科，因而在医学实践中多能获效轻捷，药到病除。

四、《伤寒论》与孟河医派的学术渊源

1.《伤寒论》的总述

《伤寒论》为东汉张仲景所著汉医经典著作，是一部阐述外感病治疗规律的专著，全书 12 卷。现今遗存 10 卷 22 篇。张仲景原著《伤寒杂病论》在流传的过程中，后人将其中外感热病的内容整理编纂为《伤寒论》，另一部分主要论述内科杂病，名为《金匮要略方论》。

伤寒是中国古人对外感病的通称，并不是某一疾病的专门病名。古人常把疾病的诱因当作病原，寒不仅仅是现代所说的受寒，而是所有外邪引起疾病的统称，出处可参照郝万山先生的讲义视频，《伤寒论》中的伤寒是广义外感病统称。

《伤寒论》列方 113 首，应用药物 82 种。第一卷为"辨脉法"和"平脉法"，主要论述伤寒及杂病的脉、证与预后。第二卷为"伤寒例""辨痉湿暍脉证""辨太阳病脉证并治上"，主要总论六经病发生、发展、治疗、预后的一般规律、痉湿暍的证治。第三卷至第六卷，主要论述太阳、阳明、少阳、太阴、少阴、厥阴六经病的脉、证、治疗与预后。第七卷至第十卷主要论述霍乱、阴阳易、劳复的证治及伤寒病的可汗不可汗、可吐不可吐、可下不可下等。

六经形证，是《伤寒论》全书的纲领，它是把证候分类而定出来的，后世认为这是不废的法则，张仲景观察到热性病虽然错综复杂，但归纳起来，可分为六个类型，同时又运用《素问》的精神分析了阳热、表实和阴寒、里虚，即"三阳证"与"三阴证"。

《伤寒论》原书曾经西晋王叔和整理编次，在五代十国时期已经处于一线单传、存亡继绝的危机状态。嘉祐年间，北宋校正医书局成立，选高继冲进献本为底本，由林亿等校定，由朝廷诏命国子监刊行，名为定本《伤寒论》，结束了从汉末至宋凡 800 余年传本歧出、条文错乱的局面。

金皇统四年即南宋绍兴十四年（1144 年）成无己《注解伤寒论》刊行，

有详注，逐渐取代白文本《伤寒论》，白文本南宋未再翻刻。至元代，白文本《伤寒论》除少数藏书家偶有其书外，社会上已无该书。

明万历二十七年（1599年），江苏常熟藏书家赵开美偶然得到北宋刻本《伤寒论》十卷，请优秀刻工将此书收刻于《仲景全书》中。北宋原刻本旋即丢失，现今留存的只有赵开美本。赵开美本逼真宋版，后世尊称赵开美本为"宋本伤寒论"。《伤寒论》在国外亦有广泛影响。

现存有"唐本伤寒论"（唐·孙思邈）、"宋本伤寒论"（宋·高继冲）、"金本注解伤寒论"（金·成无已）、"宋本伤寒论"（明·赵开美）、"康治本伤寒论"（日本）、"康平本伤寒论"（日本）、"桂林本伤寒论""敦煌本伤寒论"（残卷）等版本。

《伤寒论》突出成就之一是确立了六经辨证体系。运用四诊八纲，对伤寒各阶段的辨脉、审证、论治、立方、用药规律等，以条文的形式作了较全面的阐述。对伤寒六经病各立主证治法，如太阳伤寒用麻黄汤；太阳中风用桂枝汤；阳明经证用白虎汤；阳明腑证用承气汤；少阳病用小柴胡汤……归纳总结了不同的病程阶段和症候类型的证治经验，论析主次分明，条理清晰，将理、法、方、药加以融会，示人以证治要领。

《伤寒论》另一突出成就是对中医方剂学的重大贡献。本书记载了397法，113方，提出了完整的组方原则，介绍了伤寒用汗、吐、下等治法，并将八法具体运用到方剂之中，介绍了桂枝汤、麻黄汤、大青龙汤、小青龙汤、白虎汤、麻黄杏仁石膏甘草汤、葛根黄芩黄连汤、大承气汤、小承气汤、调胃承气汤、大柴胡汤、小柴胡汤等代表名方。书中记载的方剂，大多疗效可靠，切合临床实际，一千多年来经历代医家的反复应用，屡试有效。由于张仲景所博采或个人拟制的方剂，精于选药，讲究配伍，主治明确，效验卓著，后世誉《伤寒论》为"众方之祖"，其方被称为"经方"。

《伤寒论》总结了前人的医学成就和丰富的实践经验，集汉代以前医学之大成，并结合自己的临床经验，系统地阐述了多种外感疾病及杂病的辨证论治，理法方药俱全，在中医发展史上具有划时代的意义和承前启后的作用，对中医学的发展做出了重要贡献。《伤寒论》一书不仅为诊治外感疾病提出了辨证纲领和治疗方法，也为中医临床各科提供了辨证论治的规范，从而奠定了辨证论治的基础，被后世医家奉为经典。

2.《伤寒论》对孟河医派学术思想的影响

孟河医家对外感热病的认识，宗《伤寒论》之六经辨证，但又不拘泥伤寒方，师温病卫气营血的理论，而又不墨守于四时之温病，博采众长。综合应用伤寒辨六经、温病辨卫气营血的医理精要，融伤寒温病于一炉，突破伤寒与温病分立的格局，创立了寒温融合的辨证体系。

费绳甫、巢渭芳等人在其医话、医案中已有相关论述，如《费绳甫医话医案》中论治邪热入营，不独逆传心包一症，还可入肺经，方用犀角地黄汤加减；入胃经，方用白虎汤加减；入肝经，方用三甲煎加减；入血室，方用犀角地黄汤加减；入膀胱经，方用桃仁承气汤等，都是其用伤寒方治疗温病。

及至丁甘仁，少得马培之亲炙，勤学深研，能兼收并蓄马氏内外喉三科之长。及长，悬壶苏州，师授友益，于吴门温病深有研究。东上沪渎，又从伤寒学派大家汪莲石先生游，融会伤寒与温病两大学说，将伤寒六经辨证与温病卫气营血辨证相结合，不拘门户，择善而从，逐渐形成了寒温兼融的孟河丁氏医疗风格。治伤寒病，丁甘仁善于根据六经的传变规律及并经、合病等情况，辨证精当，治法随时变化，进退有序。三阳病，表寒里热用桂枝白虎、大青龙等法，以及生津清热，下以存阴，包括承气等法。三阴病，有寒已化热，热又伤阴的心烦少寐，渴喜冷饮，用生津清热之法（包括黄芩、黄连、生地黄、竹叶之类）。又有邪陷太阴再传少阴的呕呃，便溏，四肢逆冷，用四逆汤等法（加丁香、柿蒂、厚朴、橘核、半夏等）。妇人经水适来，邪热陷入血室，瘀热交接，宜小柴胡加清热通瘀之法。

治温病则辨析风温与湿温，风温邪自上受，首犯肺卫，易逆传心包，病变最速，且风、温二邪易于从阳化热，耗气伤阴，湿温之邪为表里兼受，其势弥漫，羁留气分时间最长，从阳则化热，从阴则变寒。丁甘仁认为，其与伤寒六经传变有颇多符合。治风温，如有发热咳嗽，气急，喉有痰声，舌苔黄，脉滑数，甚至抽搐咬牙之风温痰热交阻肺胃的重症，急用麻杏石甘汤加竹沥、芦根之类。又有舌光红干涸，痰热内陷心包，肺炎叶枯，化源告竭的危症，用黄连阿胶汤合清燥救肺汤法。阴液已伤，用存阴通腑之法，以调胃承气加天花粉、芦根为主方。如治湿温邪在卫、气按三阳经辨治。湿温初起，表未解而胸闷泛恶，舌苔白，脉濡，用三仁汤等方；邪留募原，寒热往来，舌苔腻，脉濡滑，用柴葛解肌汤、甘露消毒丹等；热在阳明，湿在太阴，而热重于湿，壮热口干，舌苔黄，脉数，用苍术白虎汤（重用石膏）再加银翘之类。甚至湿从热化，势将由气及营，由经入腑，宿垢不得下达，舌红绛、中后腻黄，脉象沉数，用调胃承气汤导滞通腑为主，加入青蒿、白薇、丹皮、赤芍之类，使有形之滞得下，则无形之邪自易解散。如湿胜阳微按三阴经辨治，湿温月余不解，身热汗多，神识昏糊，谵语郑声，动辄微喘，舌苔干腻，脉象沉细，急用参附汤回阳，龙骨、牡蛎潜阳；身热泄泻，渴喜热饮，舌灰淡黄，脉象濡数，用附子理汤中合小柴胡汤等方；湿困太阴，健运无权，水湿泛滥，肤肿腹满，舌淡苔白，脉象迟弱，用五苓散、真武汤等。

五、《金匮要略》与孟河医派的学术渊源

1.《金匮要略》的总述

《金匮要略》是我国东汉著名医家张仲景所著《伤寒杂病论》的杂病部分，也是我国现存最早的一部论述杂病诊治的专书，原名《金匮要略方论》。"金匮"是存放古代帝王圣训和实录的地方，意指本书内容之珍贵。全书分为上、中、下三卷，共25篇，载疾病60余种，收方剂262首。所述病证以内科杂病为主，兼及外科、妇科疾病及急救卒死、饮食禁忌等内容，被后世誉为"方书之祖"。

东汉末年，战乱频仍，疫病流行，死亡枕藉，张仲景的族人亦多数亡于伤寒之疾。张仲景在《伤寒论·序》中说"余宗族素多，向余二百。建安纪年以来，犹未十稔，其死亡者，三分有二，伤寒十居其七。感往昔之沦丧，伤横夭之莫救，乃勤求古训，博采众方，撰用《素问》《九卷》《八十一难》《阴阳大论》《胎胪药录》，并平脉辨证，为《伤寒杂病论》合十六卷"。《金匮要略》即为《伤寒杂病论》之杂病部分的节略本。后人将《金匮要略方论》简称为《金匮要略》或《金匮》。

《伤寒杂病论》问世以后，由于战乱等原因，成书不久即散乱于世。至北宋时，翰林学士王洙在宫藏书匮中发现蠹简本《金匮玉函》，书分上、中、下

三卷，实为《伤寒杂病论》的节略本。北宋校正医书局校勘《金匮》时，依据此本，删去上卷伤寒部分，保留中、下两卷杂病和妇人病两部分，并把下卷方剂分列各证之下，重新编成《金匮要略方论》，分为上、中、下三卷，其文字自此基本定型，并由此演变出各类版本。

《金匮要略》共25篇，首篇《脏腑经络先后病脉证》属于总论性质，对疾病的病因、病机、诊断、治疗、预防等都以举例的形式作了原则性的提示，故在全书中具有纲领性意义。第二篇至十七篇论述内科病的证治。第十八篇论述外科病的证治。第十九篇论述跌蹶等5种不便归类病的证治。第二十篇至二十二篇专论妇产科病的证治。最后三篇为杂疗方和食物禁忌。原著前22篇，计原文398条，若单以篇名而论，包括了40多种疾病，如痉、湿、暍、百合、狐惑、阴阳毒、疟病、中风、历节、血痹、虚劳、肺痿、肺痈、咳嗽、上气、奔豚气、胸痹、心痛、短气、腹满、寒疝、宿食、五脏风寒、积聚、痰饮、消渴、小便不利、淋病、水气、黄疸、惊悸、吐衄、下血、胸满、瘀血、呕吐、哕、下利、疮痈、肠痈、浸淫疮、跌蹶、手指臂肿、转筋、狐疝、蛔虫及妇人妊娠病、产后病和杂病等。共载方剂205首（其中4首只列方名，未载药物），用药155味。在治疗手段方面，除使用药物外，还采用了针灸和食物疗法，并重视临床护理。在剂型方面，既有汤、丸、散、酒等内服药剂，又有熏、洗、坐、敷等外治药剂，有10余种。对部分煎药、服药方法和药后反应都有详细的记载。

2.《金匮要略》对孟河医派学术思想的影响

孟河医家在内、外、妇、儿等各科的治疗上积累了丰富的经验，辨证论治效仲景之法辨证论治是中医理论的精髓，是中医治疗学的一大特色。《金匮要略》奠定了杂病辨证论治的基础，在治疗上无不贯彻其辨证论治的思想。孟河医家在痹证的辨证过程中传承了仲景的辨证之法，在论治过程中继承了仲景确立祛湿为治疗痹证的大法。正所谓"治湿不利其小便非其治也"，采用通利小便和发其汗之法治疗风湿偏盛的痹证，代表方剂有五苓散、麻黄杏仁薏苡仁甘草汤、麻黄加术汤；采用温经散寒化湿之法治疗风寒偏盛的痹证，代表方剂有乌头汤、附子汤、乌头桂枝汤、麻黄细辛附子汤；用清热通络止痛之法治疗湿热偏盛的痹证，代表方剂有白虎加桂枝汤；采用补虚扶正祛邪之法治疗久病正虚的痹证，代表方剂有黄芪桂枝五物汤。

前人有"治风先治血，血行风自灭"之说，费伯雄在《医醇賸义》中提出治疗风痹"当以养血为第一，通络次之，去风又次之"，治疗痛痹"宜调养气血，温通经络"，强调了治血的重要性。治疗着痹"当补土燥湿"，脾主四肢肌肉，脾胃气虚可致四肢肌肉失于濡养，则易受风寒湿邪侵袭，使正气愈虚，驱邪无力，病情缠绵。湿邪是痹证的重要致病因素，而脾主运化，《黄帝内经》云："诸湿肿满，皆属于脾。"脾又主四肢，故脾虚则易致湿痰内生，流注关节，甚而化毒，从而出现一系列关节症状。因此，健脾在预防和治疗着痹方面起着重要作用，这与现代名老中医路志正教授治疗痹证当顾护脾胃的观点不谋而合。费绳甫针对痰火入络的病机，提出"清火豁痰"的治法。中医素有"百病多由痰作祟"之说，《叶天士医案精华·痹》也记载"然经年累月，外邪留着，气血皆伤，其化为败瘀凝痰，混处经络，盖有诸矣，倘失其治，年多气衰，延至废弃沉"。说明痹证日久，病邪深入骨骱，往往非一般的祛风散寒除湿之剂所能奏效，必须配合化痰祛瘀以消除顽痰恶血。马培之和丁甘仁都提出了痹证虚实夹杂的治法。马培之在《医略存真》中提到"如肝肾阴亏，阳明湿热下注，膝肿热痛者，切不可进辛温助热耗阴，以致肿溃，成为败症。先宜通络利湿，继以养阴清络。"

孟河医家综合了内治、外治、针灸治疗痹证的方法，组方用药上彰显自身特色。费伯雄以和缓为宗，治病主张以平淡之法获神奇之效。他治疗痹证的组方特点一是注重调补气血，二是注重补益脾胃。气血虚弱，卫外不固，导致机体易受外邪侵袭，而痹证到了后期，也常常会出现气血受损的情况。痹证从发病到后续病情的演变、转归，气血因素贯穿整个过程，因此他针对风痹、痛痹自制方药温经养荣汤、龙火汤，在祛邪的同时，不忘调补气血。常用药物有黄芪、当归、白芍、鸡血藤等。脾胃为后天之本，气血生化之源，气机升降之枢纽，人以胃气为本，湿邪一旦停留于体内，不仅阻碍气血运行和津液的输布，同时又可使脾胃受损，生化乏源。中医有药食同源之说，费伯雄在其《食鉴本草》中详细记录了各种粥、酒、茶、饮各种养生康复之法，在其《怪病奇方》中记载了痹证的外用药方和白虎历节风的针灸方法。马培之读书万卷，博采众长，精研内、外、喉三科，其著作《医略存真》《马培之医案》《务存精要》《马评外科证治全生集》《青囊秘传》详细记载了治疗痹证的内服、外用药物。马培之善用虫类药搜剔通络，痹证病久血伤入络。凝痰败瘀，混处络中，非表非里，非草本类药物之攻逐可以获救，亦非一般汗、吐、下之攻法可以奏效。只有借虫类蠕动之力和啖血之性，走窜攻冲用自有益。故虫类药物虽为血肉之质，但多有动跃攻冲之性，体阴而用阳，深入髓络，故地龙、蜣螂、全蝎、穿山甲、僵蚕之品在痹证络病中常用。如《马培之医案》中治疗一恙已数十年之周痹患者，风湿相搏，上下四肢流走作痛。新邪宜急散，宿邪当缓攻，拟以动物药搜剔之。方用蜣螂、全蝎、地龙、穿山甲、川乌、麝香、乳香、蜂房、无灰酒煮黑豆汁为丸，收到较好效果。叶天士云："病久则邪正混处其间，草木不能见效，当以虫蚁疏逐，以搜剔络中混处之邪。"吴鞠通有言："以食血之虫，飞者走络中气分，走者走络中血分，可谓无微不入，无坚不破。"现代名中医朱良春教授作为孟河学派的传人，已将虫类药治疗痹证的经验发扬光大。孟河医家熟读张仲景《金匮要略》等经典，通晓百家，取长舍偏，择善而从，在医学上造诣深邃，辨证论治甚为精细，方不杂施，治中肯要。

六、《脾胃论》与孟河医派的学术渊源

孟河医派逐渐形成的用药轻灵、平正和缓风格，源于孟河医家对脾胃功能的认识。易水学派李东垣曰："《平人气象论》云：人以水谷为本，故人绝水谷则死，脉无胃气亦死。所谓无胃气者，非肝不弦，肾不石也。历观诸篇而参考之，则元气之充足，皆由脾胃之气无所伤，而后能滋养元气，若胃气之本弱，饮食自倍，则脾胃之气既伤，而元气亦不能充，而诸病之所由生也。"（《脾胃论·脾胃虚实传变论》）费伯雄对李东垣倍加推崇，深受其"脾胃内伤，百病由生"的脾胃思想影响，曾有"东垣先生，予最为服膺""《东垣十书》，予最为服膺，以其重脾胃为正法眼藏也"之叹（《医方论·补脾胃泻阴火升阳汤》）。孟河医家在内伤杂病的证治中非常重视脾胃。如马培之认为，人之五行，胃属土也，人之仓廪，胃也，人之达道，亦胃也。土能载万物，仓廪能贮万物，达道能聚万物，所以胃之为病，倍于他处。又如丁甘仁认为，脾胃为后天之本、气血生化之源。有胃气则生，无胃气则死。丁甘仁在治疗慢性肾脏病

中十分重视顾护脾胃，在治疗尿浊、肾风等病时，重视脾胃生化之气。再如黄文东，在论治肾功能衰竭、虚劳时告诫门人注意照顾脾胃，切忌妄施克伐，或进大剂腻补。处方以轻、灵、巧为主，即在使用补药的同时，酌加陈皮、木香等灵动之品，以助脾的运化，补而不滞，更有利于机体对补益药物的吸收，促进浊毒排泄、补益肾气。

（一）内伤杂病，调补脾胃

孟河医家治疗内伤杂病注重调补脾胃。胃为阳明燥土，属阳，脾为太阴湿土，属阴，胃喜润恶燥，脾喜燥恶湿。脾胃一升一降，共同消化水谷，化生精微以供全身，和法缓治首重脾胃中气。费伯雄无论是治疗外感，抑或是内伤杂病，均注重脾胃中气，如治中寒，则着重温补脾阳，其认为脾阳不运，虚则寒生。费伯雄所制治疗中寒的四首方剂均用白术、生姜、大枣等补脾和营。治疗中风，他认为"保障灵府之法，无如治脾胃以实中州。脾气旺，则积湿尽去，而痰气不生。胃气和则津液上行，而虚火自降。治病大法，无过于斯"（《医醇賸义·中风》）。治疗火证，多以少量黄芩、黄连合麦冬、天冬等清润为主，同时佐以茯苓、甘草等甘淡顾护脾胃。治疗燥证，他主张清金保肺必先甘凉养胃，以胃为肺之来源，脾为肺母也。至于治暑治湿则更离不开健脾化湿。费伯雄治疗内伤杂病，虽说最重脾肾，其实补脾重于补肾。如治阴虚火动之证，费伯雄反对使用知母、黄柏、龟甲等阴寒腥浊之品，以防败伤脾胃中气，多并用人参、甘草、薏苡仁、陈皮等健脾化湿，防滋腻碍湿。费伯雄自制新定拯阴理劳汤，方用人参、甘草、麦冬、五味子、当归、白芍、生地黄、牡丹皮、薏苡仁、橘红、莲子等脾肾同治。而对阳虚气耗之证，费伯雄自制新定拯阳理劳汤，其方由人参、黄芪、白术、甘草、肉桂、当归、五味子、陈皮、生姜、大枣等组成，以补中益气健脾为主。即使是治疗阴虚燥热的消渴，费伯雄自制的逢原饮、祛烦养胃汤，也在大队清润中佐用半夏、陈皮、茯苓等健脾渗湿化痰，步步顾护脾胃中气。"益气养阴"作为治胃大法，受到孟河医派重视。费伯雄认为，一身之气血皆从胃中谷气生化而来，胃之关系一身，至为重要。胃为水谷之海，后天生化之源，只有气旺生津，胃的功能才能正常，故治疗上常用养胃阴、益胃气之品，如沙参、麦冬、石斛、麦芽、白芍、太子参等。

费绳甫善治危急重症，他治疗虚劳病证时，在费伯雄的基础上有所发挥，特点就是"救胃"。他兼取李东垣和朱丹溪两家之长，认为"东垣补阳"和"丹溪补阴"实则为治疗虚损的两大法则，不可偏颇。同时相较于费伯雄的"调肝养阴"论，费绳甫则将治疗的重点放在"救胃"上，将养胃阴一法用得尤为娴熟。他继承和发扬了孟河医派费家的医学特点，并且能独树一帜。孟河医派后代医家治疗胃阴不足证常用费绳甫创立的七味胃阴汤，方由沙参、麦冬、石斛、谷芽、白芍、冬瓜子、甘草七味组成，既以甘寒柔润之味养胃和阴，更兼平甘濡养之剂，舒展胃气，使益气、养阴、和胃并举，健运脾胃，气血生化，泉源不竭。对胃阴不足引起的噫嗳、嘈杂、痞满、胃痛等病证效果显著。

马培之对中医各科都有高深的造诣和成就。马培之尤以外科见长，其强调外证不能着眼于局部，而要内外兼治。《孟河四家医案》中收录马培之医案共有588例，其中脾胃病医案有102例，占马培之医案的17.3%。由此可见，马培之对脾胃病的治疗占相当比例。马培之在诊治疾病过程中十分注重脾胃的调补，认为胃宜降，脾宜升。升降自然，则食物皆成气血，痰滞何由而生，所生者，无非升降失司之故，脾胃虽曰仓廪之官，而实各司其职，胃司纳物，脾司运化。所以《黄帝内经》云脾胃为营卫之源，仓廪之官，脏腑供应，皆取于此。前贤之张从正、李东垣，近代吴鞠通、叶天士，无一不从脾胃为后天也。马培之师承费伯雄，在治疗脾胃病上除了突出"疏导为本"外，又有所发展。他认为，胃为多气血之腑，以通为用，因此，调理脾胃多从气血入手。如以"流气养营"，养血和营以舒木郁，为治疗脾胃病的主要方法。结合辨证，常用当归、白芍、丹参以养血。他还认为，肾虚命火不足，是导致脾胃病经久不愈的原因之一，仓廪之官，赖肾火则生，脾胃得肾阳之温煦才能腐熟水谷。因此，马培之在治疗顽固脘腹痛时，又常用小茴香、肉桂、鹿角霜、杜仲等以温养脾胃。

丁甘仁对病后调理及久治不愈的慢性疾病都很重视脾胃。他着重指出，治脾与治胃迥然有别，并推崇《临证指南医案》中"脾宜升则健，胃宜降则和"，以及"太阴湿土，得阳始运，阳明阳土，得阴自安，以脾喜刚燥，胃喜柔润"之论。

马培之高足之一丹阳贺季衡也精研脾胃学说。贺季衡临证十分注重调理脾胃。尤其对白术的使用，独具妙心，认为白术具有和中益气、开胃补脾之功，重用可以代替人参。他临证主张顾护中州，以滋化源，在脾胃病的诊治过程中重视舌象，用药轻灵，以轻去实，治疗脾胃疾病多从气阴论治。颜氏内科创始人颜亦鲁先生师从贺季衡，对脾胃学说造诣颇深，强调脾统四脏，临床注重从湿、从痰辨证，从脾论治，擅长应用苍术、白术，故被誉为"茅白术先生"。可见颜亦鲁重视顾护脾胃、重视痰湿为患的思想与孟河先贤一脉相承。

（二）调畅气机，重视升降

1. 脾升胃降，升降相因

中医重视取类比象的思维方法，所谓"人与天地相参也，与日月相应也"（《灵枢·岁露论》）。人体的气机变化与天地之间气机变化有类似的地方。在《素问·阴阳应象大论》中对天地气机升降有如下描述："故清阳为天，浊阴为地。地气上为云，天气下为雨；雨出地气，云出天气。"天人相感应，人体有类似变化。"故清阳出上窍，浊阴出下窍；清阳发腠理，浊阴走五脏；清阳实四肢，浊阴归六腑。"在《素问·六微旨大论》中提出了气机升降的思想："出入废则神机化灭，升降息则气立孤危。故非出入则无以生长壮老已，非升降则无以生长化收藏。是以升降出入，无器不有。"气机升降在脏腑中都有体现，其中脾升胃降是气机升降的核心。李东垣在《脾胃论·天地阴阳生杀之理在升降浮沉之间论》中更将气机升降的思想发扬光大："至于春气温和，夏气暑热，秋气清凉，冬气冷冽，此则正气之序也。故曰：履端于始，序则不愆。升已而降，降已而升，如环无端，运化万物，其实一气也。设或阴阳错综，胜复之变，自此而起。万物之中，人一也，呼吸升降，效象天地，准绳阴阳。盖胃为水谷之海，饮食入胃，而精气先输脾归肺，上行春夏之令，以滋养周身，乃清气为天者也；升已而下输膀胱，行秋冬之令，为传化糟粕，转味而出，乃浊阴为地者也。若夫顺四时之气，起居有时，以避寒暑，饮食有节，及不暴喜怒，以颐神志，常欲四时均平，而无偏胜则安。不然，损伤脾胃，真气下溜，或下泄而久不能升，是有秋冬而无春夏，乃生长之用，陷于殒杀之气，而百病皆起；或久升而不降亦病焉。于此求之，则知履端之义矣。"

李东垣认为，治病必本四时升降浮沉之理。升降出入是人体气机运动的基本形式，各脏腑的生理功能得以正常运行，有赖于气机的正常运行，而脾胃为脏腑气机升降出入的枢纽，脾胃同居中焦，升降不息，脾以升为健，以运为和；胃以降为健，以通为和。脾用宜升，胃用宜降。脾升，胃气方能和降通畅，糟粕得以下行；胃降，脾气方能升清不息，水谷精微得以四布。正是脾胃升降相因，气血津液通畅，脏腑安和，才能使机体处于健康状态。正如《素问·经脉别论》所云："饮入于胃，游溢精气，上输于脾；脾气散精，上归于肺；通调水道，下输膀胱；水精四布，五经并行，合于四时五脏阴阳，揆度以为常也。"若脾胃气机升降失常，出入无序，升者不升，降者不降，纳而不入，运而不行，诸病随之而生。正如《脾胃论·饮食劳倦所伤始为热中论》所云："若饮食失节，寒温不适，则脾胃乃伤。喜、怒、忧、恐，损耗元气。既脾胃气衰，元气不足，而心火独盛。心火者，阴火也。起于下焦，其系系于心。心不主令，相火代之。相火，下焦胞络之火，元气之贼也。火与元气不两立，一胜则一负。脾胃气虚，则下流于肾，阴火得以乘其土位，故脾证始得，则气高而喘，身热而烦，其脉洪大而头痛，或渴不止，其皮肤不任风寒，而生寒热。盖阴火上冲，则气高喘而烦热，为头痛，为渴，而脉洪。脾胃之气下流，使谷气不得升浮，是春生之令不行，则无阳以护其营卫，则不任风寒，乃生寒热，此皆脾胃之气不足所致也。"

《灵枢·营卫生会》云"中焦如沤"，指脾胃的消化、转输作用。包含有两层意思：其一，中焦脾胃乃气血生化之源，治疗中时时注意顾护脾胃，脾胃健旺，则气血生化有源。其二，脾胃为升降之枢。正如吴鞠通《温病条辨·杂说·治病法论》所言："治中焦如衡，非平不安。"衡，即杆秤；非平不安，即要达到平衡。这里用来比喻中焦脾胃的功能。因脾宜升则健，胃宜降则和，故在治疗中焦脾胃病变时，要注重调节脾胃的升降功能，达到最终平衡的状态。治疗的关键之处是疏导，这也是孟河医派治疗脾胃病的精髓。

马培之治疗脾胃病注重调营畅中，其从脾升胃降的角度诊治痞证，应用甘温药升发脾阳来治虚痞。前人以塞而不开谓之痞，有邪滞为实，无邪滞为虚。马培之治疗此证，多从调理中土之脏出发，或燥湿健脾，或温胃散寒，或崇土培木。《马培之医案》中记载其诊治虚痞的案例，常见其使用甘温之品。今择数案如下："某，胃阳式微，阴寒凝结，嗳噫吞酸，胸痞不饥不食。脉来细数，非食停中脘，乃阳气不伸，阴翳凝滞。议理中主治。人参一钱，白术三钱，炮姜八分，归身三钱，炙草五分，陈皮一钱。"又如："某，中土素弱，过服克伐之剂，重伤脾胃，传化失常，食饮少思，胸腹若满，病名虚痞。宜资化源。东洋参三钱，茯苓三钱，炙甘草五分，广陈皮一钱，归身二钱，木香五分，炮姜五分，冬术一钱半。"再如："某，嗳腐吞酸，胸痞不食，寒滞中焦，脾阳不运，脉来小驶于迟。法当温暖中土。东洋参三钱，冬术三钱，炙草五分，广陈皮一钱，炮姜一钱，青皮一钱。"以上各例均以人参、白术、炙甘草甘温补中焦之虚，用炮姜温中散寒，以复脾胃之阳。

马培之治疗寒热错杂之痞证多用炮姜而少用干姜，炮姜与干姜的区别，历代诸家多有论述。如李东垣认为，生辛炮苦，生用逐寒邪而发表，炮则除胃冷而守中；王好古认为，炮则温脾燥胃。《医学入门·内集·卷二》记载炮姜有"温脾胃，治里寒水泄，下痢肠澼，久疟，霍乱，心腹冷痛胀满……"之功。炮姜辛散之力不及干姜，以炮姜易干姜，一是体现了用药和缓，二是去其性取其味，寓温脾胃而守中之意。胃宜降，脾宜升。升降自然，则食物皆成气血。

2. 疏肝理气，抑木扶土

费伯雄对《黄帝内经》及易水学派研究颇深，在临证中亦十分重视气机升降，除了中焦脾升胃降，还强调肝气失常对脾胃产生的影响。他认为，肝气易升，可导致胃气不降，从而引起气机失常，气血失调，当采用抑木扶土法恢复失常之气机。如治气虚发热，神疲食少，李东垣用补中益气汤，而费伯雄则制和中养胃汤，用薄荷代升麻，再加茯苓、薏苡仁、砂仁等和中化湿安胃之品，仿东垣意而不泥东垣方。李东垣认为，中气不足甚至中气下陷是木气不能升发所致。《脾胃论·胃虚脏腑经络皆无所受气而俱病论》曰："夫脾胃虚，则湿土之气溜于脐下，肾与膀胱受邪。膀胱主寒，肾为阴火，两者俱弱，润泽之气不行。大肠者，庚也，燥气也，主津；小肠者，丙也，热气也，主液。此皆属胃，胃虚则无所受气而亦虚，津液不濡，睡觉口燥咽干，而皮毛不泽也。甲胆，风也，温也，主生化周身之血气；丙小肠，热也，主长养周身之阳气。亦皆禀气于胃，则能浮散也，升发也；胃虚则胆及小肠温热生长之气俱不足，伏留于有形血脉之中，为热病，为中风，其为病不可胜纪，青、赤、黄、白、黑五腑皆滞。三焦者，乃下焦元气生发之根蒂，为火乘之，是六腑之气俱衰也。腑者……包含五脏及形质之物而藏焉。且六腑之气，外无所主，内有所受。感天之风气而生甲胆，感暑气而生丙小肠，感湿化而生戊胃，感燥气而生庚大肠，感寒气而生壬膀胱，感天一之气而生三焦，此实父气，无形也。风、寒、暑、湿、燥、火，乃温、热、寒、凉之别称也，行阳二十五度，右迁而升浮降沉之化也，其虚也，皆由脾胃之弱。"

李东垣善用辛温的风类药，提振中气，而费伯雄却认为木气升发太过会造成脾胃升降功能失常。他反对用升提的风类药，这与其医疗实践有关。如他在《医方论·发表之剂》中所言："盖亲见喜用升柴者杀人无数，故不得不加意慎重。非偏执己见，不喜升柴，实不敢泥纸上之成方，误目前之人命也。"

费伯雄与李东垣为何在认识上会有如此的差异？

一方面，与两位医家生活的地理环境不同有关。李东垣生活在今河北正定一带，而费伯雄生活在江南地区，地域的差别会导致医疗风格不同，这在《素问·异法方宜论》中就有所论述："黄帝问曰：医之治病也，一病而治各不同，皆愈何也？岐伯对曰：地势使然也。"南方多湿热，地气宜升腾，北方多寒燥，地气宜收敛。故生活在江南的费伯雄考虑木气易升导致脾胃气机失常，主张抑木扶中；而生活在江北的李东垣考虑木气不升导致脾胃气机失常，主张补中益气。

另一方面，两位医家生活的时代不同也是造成差异的原因之一。清代医家陆九芝在《世补斋医书·六气大司天上篇》中说："至乾隆九年，第七十五甲子，运值湿寒，其气已转，而医循故辙，治之多乖。朴庄先生《伤寒论注》成于乾隆甲寅，以寒凉之治谓不合湿土寒水之运，公之所治无不以温散温补见长。盖公固明于大司天之六气，而自知其所值为湿寒也。"五运六气的大司天理论，据《素问·天元纪大论》云："帝曰：上下周纪，其有数乎？鬼臾区曰：天以六为节，地以五为制。周天气者，六期为一备；终地纪者，五岁为一周。君火以明，相火以位，五六相合而七百二十气为一纪，凡三十岁；千四百四十气，凡六十岁，而为一周。不及太过，斯皆见矣。"又云："至数之机，迫迮以微，其来可见，其往可追。敬之者昌，慢之者亡，无道行私，必得天殃。谨奉天道，请言真要。"天地之至数，五日为一候，三候十五日为一气，二十四气为一年；六年天气循环一周，谓之一备。五岁，五行迁转方尽，谓之一周；三十年（七百二十气）为一小纪；一千四百四十岁为六十年，又是一周。扩而大之，以六十年为一大气，三百六十年为一大运。五运六气迭乘运转，满三千六百年为一大周。以五运言，六十年为一中运，三百年为一大运。据此理论，李东垣生活时期（1180—1251年）时值六十六甲子（1204—1264年）中元太阳寒水司天，湿土流行。即在他24岁时已进入寒湿之运，所见无非寒水流行之病。尤其晚年54岁到72岁的18年中，更是六十六甲子在泉寒湿之运。寒湿之运气机易收藏，故用药宜升阳。费伯雄生活时期（1800—1879年），时值七十六甲子（1804—1864年）下元少阳相火司天，风气流行，风火相生。即在他4岁时进入火风之运，所见无非木火风热之邪所致之病。持续到其晚年64岁，才转入下一个甲子君火司天，燥气流行。君火司天，仍然是热邪致病，费伯雄80岁去世，依然在君火司天所主时期。风热之气易升长不易收藏，故用药宜收降，抑制木气升发，抑木扶中就理所当然了。

如费伯雄诊治一患者，症见中脘不舒，饮食减少。切其脉，左关甚弦，右部略沉细，究其病机，肝气太强，脾胃受制。前医使用了大承气汤，罔效。费伯雄分析，盖仲景之三承气汤，原为胃实大症而设，是属于斩关夺门之法，可救人于危急存亡之秋，但绝不可随便施用于寻常之症。本案仅为脾胃不和之小恙，但由于前医是"身负重名"之辈，如果使用寻常之法，就不能突出其名望，于是乎小题大做以炫技，结果事与愿违。费伯雄从气机升降的角度自制抑木和中汤。抑肝理气和胃，用药平淡、和缓、轻灵，三剂即愈。抑木和中汤用平胃散、砂仁、木香利湿化痞和中，茯苓、白术健脾化湿和中，佛手、白檀香疏肝和胃，白蒺藜、郁金、青皮、陈皮抑木降气。他在《医醇賸义》感叹一些医家为了自炫其奇而以药试人，病家亦甘于以身试药，批评此流毒无穷。费伯雄不惮烦言，淳淳辩论，以为厌故喜新者之明戒。

《医醇賸义·重药轻投辨》原文如下："无锡顾左，患中脘不舒，饮食减少。予诊其脉，左关甚弦，右部略沉细，此不过肝气太强，脾胃受制耳。乃出其前服方，则居然承气汤，硝与黄各七八分，朴与枳各五八分，方案自载宗仲景法，重药轻投。噫，过矣！予为制抑木和中汤，三剂而愈。今特申辩之。盖三承气汤，有轻有重，原为胃实大症而设，故用斩关夺门之法，救人于存亡危急之秋，非可混施于寻常之症也。今以脾胃不和之小恙，而用此重剂，谓为重药轻投，殊不知重药既可轻投，何不轻药重投，岂不更为妥当乎？予故不惮烦而辩之。抑木和中汤（自制）：蒺藜四钱，郁金二钱，青皮一钱，广皮一钱，茅术一钱炒，浓朴一钱，当归二钱，茯苓二钱，白术一钱，木香五分，砂仁一钱，佛手五分，白檀香五分。"

马培之师从费伯雄，受其师的影响，他在论治脾胃病时亦十分重视气机的升降。对费伯雄提出的肝易升而致胃不降的学术思想多有继承，在临床上多用抑木扶土法。马培之治疗肝气郁结犯胃致气滞不畅的胃痛，主张以流气调畅为主要治法。肝气横逆，可以犯胃，而脾胃气虚则肝气易侮，故肝胃气滞往往是常见之病机，历来医家均重视以疏肝和胃之剂治之。孟河医家对疏肝理气开郁剂的运用，颇有独特经验。马培之除常用木香、郁金、沉香、枳壳、砂仁等药物外，还善用乌药配合上述诸品，并据证而配用合欢皮、佛手、青皮、橘叶、玫瑰花、沉香曲、蒺藜、香附等，旨在"流气""调畅"。这些药物具有微辛而不燥烈的优点，即使酌加于养营或益胃方中，一般亦不至于耗气伤阴。治疗呕吐、噎膈，亦常用上述药物，以理气和中，调畅流气。如治疗腹痛，马培之常用乌药、青皮、枳壳、木香、橘叶、砂仁、荔枝核、佛手、沉香、蒺藜等药。

丁甘仁继承孟河医派的学术思想，重视气机的升降，尤其是脾胃的升降及肝胃的升降。丁甘仁认为，木喜条达，胃以通为补。此思想可见于其内、外、妇科医案中。如《丁甘仁医案》中载有一妇科医案，"气升呕吐，止发不常，口干内热，经事愆期，行而不多，夜不安寐，舌质红，苔薄黄，脉象左弦右涩，弦为肝旺，涩为血少。良由中怀抑塞，木郁不达，郁极化火，火性炎上，上冲则为呕吐，经所谓诸逆冲上，皆属于火是也。肝胆同宫，肝郁则清净之府岂能无动，挟胆火以上升，则气升呕逆，尤为必有之象。口干内热，可以类推矣。治肝之病，知肝传脾。肝气横逆，不得舒泄，顺乘中土，脾胃受制。胃者，二阳也。经云：二阳之病发心脾，有不得隐曲，女子不月。以心生血，脾统血，肝藏血，而细推营血之化源，实由二阳所出。经云：饮食入胃，游溢精气，上输于脾。又云：中焦受气取汁，变化而赤，是谓血。又云：营出中焦。木克土虚，中焦失其变化之功能，所生之血日少，上既不能奉生于心脾，下又无以泽灌乎冲任，经来愆期而少，已有不月之渐，一传再传，便有风消息贲之变，蚁穴溃堤，积羽折轴，岂能无虑。先哲云：肝为刚脏，非柔养不克，胃为阳土，非清通不和。拟进养血柔肝，和胃通经之法，不治心脾，而治肝胃，穷源返本之谋也。第是症属七情，人非太上，尤当怡养和悦，庶使药达病所，即奏肤功，不致缠绵为要耳。"拟方以生白芍、炒枣仁、银柴胡、生熟谷芽来养血柔肝，茯神、龙齿以安神，石斛养胃，制半夏、陈皮、代赭石、旋覆花降胃通经。

（三）和缓醇正，轻以去实

孟河医家在临床实践中，重视脾胃后天之本，提倡"和缓平正"，反对重剂乱投。方剂是中医治病的重要手段之一。"剂"字之意,《尔雅》谓"剂,剪齐也",《说文》曰:"剂,齐也。""齐,禾麦吐穗上平也。"中医治病强调使机体恢复"阴平阳秘"的状态,《素问·至真要大论》有谓:"谨察阴阳所在而调之,以平为期。"而"齐""平"字义中蕴涵着动态平衡的思想,亦有调和之意。尤其在内伤杂病的治疗中,病多日久而成,寒热并见,虚实夹杂,更须缓图,不可速攻。正如吴鞠通在《温病条辨·治病法论》所言:"治内伤如相,坐镇从容,神机默运,无功可言,无德可见,而人登寿域。"

在费伯雄"和法缓治"思想的影响下,孟河医家以和缓为宗,依平淡之法,用药每以轻灵变通。药量较轻,以不伤正气为度,因势引导,以激发机体自身抗病能力为旨,和缓治之,在治疗脾胃疾病时体现得尤为明显。治疗脾胃病强调恢复脾胃的生理特性,因此用药上重视调气复平,不使中焦壅滞;寒热温凉,不令偏颇;理气重调升降,又谨防香燥伤阴,多选用轻清灵动之品,而少用重浊厚味、刚劲强烈之属。如治疗脾虚清阳不举之证,常用参苓白术散加减,欲加强轻清升提之功,可加煨葛根、荷叶等药;胃虚浊阴不降,则用平胃散加减。选用理气药遵叶天士"忌刚用柔"之旨。故常用佛手、绿萼梅、玫瑰花等理气而不伤阴之品,补脾贵在健运,舒畅胃气,益气以健脾为先,用党参、太子参、白术、薏苡仁、山药、扁豆等甘平微温之品,以健运中气,养胃贵在柔润而不腻,以南沙参、北沙参、石斛、百合、麦冬、玉竹、甘草或白芍、乌梅等酸味之品,酸甘合化。处方用药遵"治中焦如衡,非平不安"之旨,恒以调气复平为要。

马培之注重临床实效,其在《医略存真·辨陈氏〈外科正宗〉之说》中云:"看症辨证,全凭眼力,而内服外敷,又在药力。"讲究眼力即强调辨证的准确性,讲究药力即强调药材质量及通过炮制、配伍使得药性充分发挥。因此,马培之认为须博览旁稽,深求实学,在扎实的理论基础上不断提高辨证论治的水平。他临床用药皆要"几费经营",认为要细究"何药为君,何药为佐,君以何药,而能中病之的,佐以何药而能达病之里……"(《医略存真·自序》)。

丁甘仁在临床实践中继承了孟河费氏学术思想,崇尚其醇正和缓、归醇纠偏的学术风格,并认为"和"则无猛峻之剂,"缓"则无急切之功,"和缓"乃先贤遗风。丁甘仁在临证处方用药时大都以轻灵见长,最擅选用平淡之药。有毒之药极少应用，即使味重性猛之品也用得很少。他对"轻可去实"的治法也有着丰富的经验和体会，认为看到使用重剂而不能见效，药量无可再加而又无法可施之时，可以运用轻可去实之法，改用轻剂，或有转机之望。因此在《丁甘仁医案》中常可见"今制小其剂而转化"的说法。在丁甘仁的医案中大部分药的普通剂量是一钱五分，多则三钱，少则二分五厘。介类药如石决明、生牡蛎也只用四钱；生石膏常用剂量为三钱，很少超过五钱；生姜常用一片；荷叶仅用一角；枇杷叶只需三张。

第二部分 孟河医派肾系疾病论治

一、总　　论

孟河医派学术思想源于《黄帝内经》《伤寒论》《金匮要略》等中医经典，孟河医家师古而不泥古，经过长期的临床实践，形成了和法缓治的医疗风格，创立了寒温并用的辨证论治体系，用药多轻灵平淡，一归醇正，学业精深，内外妇儿皆通，治法灵活，疗效显著。孟河医派在慢性肾脏病的治疗中有它的特点和疗效。

中医学称肾为"先天"，认为肾是人体最重要的部分，具有统宰生命之用。肾在腹后壁，脊柱两侧的腹膜外，左右各一。《黄帝内经》对于肾脏的形态未有专门表述，但云："腰者，肾之府也。"《难经》言："肾有两枚，重一斤一两。"《医学入门》作一斤二两。明代赵献可在《医贯·内经十二官论》中说："肾有二，精所舍也。生于脊膂十四椎下，两旁各一寸五分，形如豇豆，相并而曲，附于脊外，有黄脂包裹。"就其形状和结构而言，典籍记载和现代解剖学所描述的肾脏基本一致。

中医所说的肾，是一个综合性功能单位。有关肾的生理功能，早在《黄帝内经》中就有详细的概括和论述，主要表现为藏精、主生殖、主生长发育、藏志、主水、主纳气、主骨、主伎巧、开窍于二阴、主耳、荣发。根据古籍经典记载，以及后世医家的临床总结和发挥，现代中医将肾的功能归纳为六大方面：肾主生殖、肾主生长发育、肾主水液代谢、肾主生髓化血、肾主纳气和濡养温煦脏腑。

二、水　　肿

（一）水肿相关病名的历史沿革

早在战国中期的《新蔡葛陵楚简》就有关于水肿的记载，将肢体浮肿、腹部胀大等症统称为"胀腹"，并未另列病名，将水肿作为心、肾等疾病的相关症状。后《新蔡葛陵楚简》又记载了"肤疾"一病，其症状表现亦有四肢肿大，此时的肤疾亦是指"肤胀"。即心、肾疾病所知的全身浮肿，此时"水肿"只是作为一个症状而非一种疾病来进行记录。

《山海经·卷二·西山经》中记载："有草焉，其名曰黄雚……浴之已疥，又可已腑。"郭璞认为"腑"即"腑肿"，故可将"腑肿"视为水肿病一类。

战国末的《吕氏春秋·情欲篇》中言："耳不可瞻，目不可厌，口不可满，身尽疠种，筋骨沈滞"，其中"疠种"被认为是"水肿病"。

"水肿"一词最早见于《素问·水热穴论》。《黄帝内经》在前人记载的基础上对水肿进行了总结性论述。《黄帝内经》认为水肿不仅是一种症状表现，更是一类疾病的总称。《素问》提出了风水、石水之名，并阐述了其机制，如在《素问·水热穴论》云："肾汗出逢于风……客于玄府，行于皮里，传为胕肿，本之于肾，名曰风水。"《素问·阴阳别论》云："阴阳结斜，多阴少阳曰石水，少腹肿。"《黄帝内经》还根据水肿的病因病机、临床特点等，分别称其为风水、涌水、溢饮、肾风、石水、水、水肿、水胀等。

张仲景在《伤寒杂病论》中，称本病为"水气"。水气病主要记录于《金匮要略》之中，根据其病因病机列为皮水、风水、石水、正水和黄汗五大类。又根据五脏特点将水肿分为"心水、肝水、肺水、脾水、肾水"为"五脏之水"。并针对分型确立了具体的治疗方法及方药。

隋朝巢元方所著的《诸病源候论·水肿病诸候》中将水肿进行了更细致的划分，分为"十水候"及"二十四水候"。其中"十水候"依照脏腑分类得出，与张仲景的"五脏水"分类相比，别具一格："十水者，青水、赤水、黄水、白水、黑水、悬水、风水、石水、暴水、气水也"。

金元时期，朱丹溪所著述的《丹溪心法·水肿》中将水肿首次分为阴水和阳水两大类，水肿病位主要在肺、脾、肾，并且肾为关键。

（二）水肿病因病机的论述

秦汉时期是中国传统医学的形成时期，故亦为水肿的辨治奠定了基础。《黄帝内经》最早指出了水肿的发生与肺、肾密切相关。《灵枢·水胀》做了详尽的叙述："水始起也，目窠上微肿如新卧起之状……其水已成矣；以手按其腹随手而起如裹水之状，此其候也。"对于其发病的原因，《素问·水热穴论》有讲到"肾者至阴，至阴盛水，肺者太阴，少阴冬脉，其本在肾，其末在肺，皆积水也，肾者胃之关也。关门不利，聚水而从其类，上下溢于皮肤，故为胕肿。勇而劳甚则肾汗出，逢于风，内不得入于脏腑，外不得越于皮肤，客于玄府，行于皮里，传为胕肿。"从根本上揭示了水肿与肾之间的病理关系和肾在水液代谢过程中，主要的温煦作用和司开阖作用。"诸湿肿满，皆属于脾"，脾主水液之运化，脾的运化功能失常，脾土不能克制肾水，均易致水液潴留而导致水肿的发生。故脾、肾在水液代谢的过程中起着尤为关键的作用。《史记·扁鹊仓公列传》亦对水肿有相应的记载："肾气有时闲浊，在太阴脉口而希，是水气也。"可以看出，西汉时期已经对肺、肾功能失调引起的水气泛滥之症有一定的认识。由此可见，秦汉以前，古代医家对水肿就已经有了相当明确的认识。

《诸病源候论·水肿病诸候》概括性地将水肿的临床表现与病机相结合，进一步指出"水肿皆由营卫否涩，三焦不调，府藏虚弱所生，虽名证不同，并令身体虚肿，喘息上气，小便黄涩也"。巢元芳认为，水肿者，主要为荣卫痞涩和肾脾虚弱所导致，将其作为各种水液病变的总称，设立了"水肿病诸候"专篇进行论述。提出水肿由慢性疾病，如久病体虚、慢性咳嗽、久泻久痢等，或劳倦过度、正气亏虚，再遇风邪外袭、水湿浸淫、饮食不节等外因致水液输布运化失常，发为水肿。

宋朝严用和在《严氏济生方》中对水肿治法进行了区分，分为虚证和实证两种不同性质的水肿类型，为后来的水肿的辨证论治打下了良好的基础。严用和指出，水肿发生的主要矛盾为"脾胃虚寒"，提出"水肿为病，皆由真阳怯少，劳伤脾胃，脾胃既寒，积寒化水"。

金元时期，李东垣的《东垣十书》提到，脾虚，脾阳不振，不能运化水湿，水湿内停，在水肿的病因中，强调脾虚水肿。朱丹溪的《丹溪心法·水肿》中认为，水肿病位主要在肺、脾、肾，并且肾为关键。

明朝李梴所著的《医学入门》中提出过外感疮毒而致水肿，使得水肿的病因认识日趋成熟完善。

明朝张景岳在其所著《景岳全书·杂证漠·肿胀》中提道："气化者肾中之气，即阴中之火。阴中无阳，则气不化，水道不通，溢而为肿。"体现了肾气对于维持体内水液平衡的重要作用。通过肾的气化作用来调节水液的输布和排泄。肾阳是人体阳气的根本，具有温煦、推动等作用。在水液气化过程中，起到了关键的动力作用。如果肾阳不足，气化功能减弱，就会"溢而为肿"，泛滥于肌肤，从而形成水肿。这体现了张景岳从肾的气化功能失常角度来解释水肿形成的理论。这一理论为治疗水肿从温补肾阳、恢复气化功能提供了重要的理论依据，从而达到治疗水肿的目的。

清朝唐宗海所撰写的《血证论》中明确提到过瘀血化水，血病兼水，气、水、瘀三者之间相互的关系，进一步补充了水肿的病因病机。其理论来源于《金匮要略·水气病脉证并治第十四》："血不利则为水。"但张仲景指的"血不利则为水"是水肿的分类，即水肿有"水分"与"血分"的差异，而唐宗海所强调的是"气、血、水"三因，是对水肿病因病机的认识。

（三）水肿治法的论述

《山海经·卷二·西山经》中提到的"有草焉，其名曰黄藋，黄藋浴之"是治疗水肿病的一种方法。

《黄帝内经》中还详细记载了水肿的临床表现，提出了水肿的鉴别诊断及治疗原则等，为后世医家研治水肿提供依据，起到了指导作用。《素问·水热穴论》中说："水病下为胕肿大腹，上为喘呼……故肺为喘呼，肾为水肿，肺为逆不得卧，分为相输俱受者，水气之所留也。"《灵枢》则指出了水肿的临床表现以足腹肿大，如囊裹水为主，如在《灵枢·水胀》中云："水始起也，目窠上微肿，如新卧起之状……以手按其腹，随手而起，如裹水之状，此其候也。"《素问》指出了水肿的治疗大法为发汗、利小便、攻下逐水，《素问·汤液醪醴论》云："平治于权衡，去宛陈莝……开鬼门，洁净府。"《金匮要略·水气病脉证并治第十四》为水肿的基本治疗模式奠定了基础，除了继承《黄帝内经》中发汗、利水、攻下的治疗大法外，还提出了活血利水的治疗方法，并给出了越婢汤、防己黄芪汤等传世名方。

张仲景在《金匮要略》中进一步系统地阐述了水肿的治法，是指导治疗水肿的一大进步。

唐朝孙思邈对于水肿有了进一步的认识，在《千金翼方》中提出了水肿的五种不良预后，"水病有五不可治：一面肿苍黑，是肝败不治；二掌肿无纹理，是心败不治；三腰肿无纹理，是肺损不治；四阴肿不起者，是肾败不治；五脐满反肿者，是脾败不治。"水肿预后的提出有很大的临床参考意义。并且，他最早发现盐与水肿的相关性，指出治疗水肿必须忌盐，这条经验为现代临床所肯定。

宋金元时期是水肿临床诊疗模式的变革期和稳定期。严用和倡导治疗水肿的温脾暖肾之法，创立了补法。宋朝杨士瀛的《仁斋直指方》中，提到了瘀血水肿，开创了活血利水法治疗水肿的先河。朱丹溪在《丹溪心法·水肿》中认为，阳水易消，阴水难治。遍身水肿，烦渴，小便赤涩，大便闭，此属阳水。阳水先以五皮散或四磨饮疏导，重则用疏凿饮子；若遍身肿，不烦渴，大便溏，不涩赤，此属阴水，阴水宜实脾饮，或木香流气饮之类。朱丹溪主张水肿首应辨别阴水与阳水，其次再辨病、辨脏腑。治疗上，应遵循发汗利尿，泻下逐水的方法，临证上可根据具体的脏腑阴阳、气血虚实、表里寒热的不同而分证论治。

清朝李用粹所著的《证治汇补·水肿》中，系统地归纳总结了前人对于水肿的治疗方法，提出以利水通导治疗水肿为主，"治水之法，行其无所事，随表里寒热上下，因其势而利导之，故宜汗、宜下、宜渗、宜清、宜燥、宜温"。另外，在发汗法与利尿法基础上运用健脾法，运化水液，适用于脾胃虚弱、水湿内停的水肿患者。运用温肾法，温化水饮，适用于肾阳虚衰型水肿患者。运用理气法，行气利水，适用于水肿伴气滞症状者。运用活血化瘀，活血行滞，适用于水肿伴瘀血症状者。

（四）孟河医派对于水肿的认识

孟河医派治疗水肿时均尊崇《黄帝内经》"开鬼门""洁净腑""去宛陈莝"

的治则，根据不同脏腑、气血病变所致水肿，辨别虚实，扶正时兼驱水，而水自消。

孟河费伯雄所治水肿医案中论及的病机包括肺失宣降、脾失健运、肾失气化、三焦不利、气血瘀滞、湿热蕴结等脏腑功能失常，水液代谢障碍，运化功能失司，均可导致水肿。

马培之的水肿医案中，关于病机的描述包括肾阳不足，水液潴留；脾阳不振，水湿积聚；肺气失宣，宣发功能受损；三焦气化不利，水液输布障碍；湿热蕴结，阻滞气机；瘀血阻滞，经络瘀阻等致水肿发病。

丁甘仁认为，水肿关乎肺、脾、肾三脏。气虚可致水肿，气化失常，水湿浸淫，肺虚无以制其上源，脾虚无以运化水湿，肾虚气化无权，而水邪停阻，遂至满溢。裘沛然常言："历代名家之处方，其药物配伍常寓深意，往往用一药而能兼治数症，或合数方而熔于一炉，我们对此应加以注意。"此即裘沛然平素治疗疑难杂症八法中的"养正徐图法"。丁甘仁认为，治疗水肿胀满宜养金制木，崇土利水。常用杏仁、冬瓜子、川贝母等化痰止咳；茯苓、白术、山药等健脾补中；大腹皮、茯苓皮、防己等利水消肿，合以上药物共起养金制木、振脾利水的作用。从肺、脾两脏辨治，常用桑白皮、杏仁、半夏等肃肺之品，合五皮饮、五苓散加减治疗。丁甘仁遵循前人经验，风水者，由风邪袭表，肺失宣肃，不能通调水道，症可见浑身浮肿，早期可有恶风、发热等症。治多宜散风清热、宣肺行水，肺脾同治，常用越婢加术汤加减。补母泻子，从而达到消肿的目的。从脾、肾两脏辨治，常以真武汤、附子理中汤，合五苓散、五皮饮加减论治。肾为水脏，肾的气化温煦功能正常，则水液代谢输化正常，此外，还依赖于肺的通调水道功能，脾的气化传输功能。丁甘仁从脾肾论治，不用攻伐之药，主以温运分消而达到消肿利水之目的。

《金匮要略》中将水肿分为风水、皮水、正水、石水类。从症状和方剂上进行研究，实际上水肿分为表里两大纲：风水、皮水属于表，正水、石水属于里。秦伯未认为，仲景治水肿以发汗和利小便为大法，但方剂偏于解表，即症状偏重于风水、皮水。秦伯未指出，可将常用的五皮饮和导水茯苓汤等时方作为经方的补充。秦伯未在《内科纲要验方类编》一书中提出：水肿病有"表、里、寒、热、肾、胃"之分。按照症状来看：四肢肿，而腹不肿者，属表；四肢肿，腹亦肿者，属里；烦渴口燥，溺赤便闭，喜凉饮者，为阳水，属热；不烦渴，大便自调，饮食喜热，为阴水，属寒；先喘后肿者，为肾经聚水，病位在肾；先肿后喘，或只肿不喘者，为胃经蓄水，病位在胃。治疗水肿的目的是消水退肿。水肿为水湿泛滥所致，故秦伯未主张燥湿和利尿为治疗水肿的必用之法；又因气行则水行，故又常辅以理气之法治之。这是秦伯未治疗水肿病的总体原则。水肿在胃，可选五皮饮加减主之；水肿在肾，可选肾气丸加减主之。秦伯未根据其脏腑辨证论治理论，将水肿的治疗方法归为六种：发汗、利尿、燥湿、温化、逐水、理气之法。

黄文东用温药持审慎态度，必有所据，是为据症而不从病也。同为浮肿，属阳虚者，可用附子、肉桂、干姜、吴茱萸，温煦阳气，阴霾自去，亦谓"大气一展，其水乃去"也，不拘于发汗利小便也。属气血两虚者，可用补益气血法来消水肿。黄文东对水肿病因的认识，多从内因和外因两个方面理解。外因为风寒、风热、风湿、暑气、湿邪或皮肤疮毒等；内因为饮食劳倦、房事过度、气血失和或素体虚弱等，内因和外因常相合发病。黄文东对明清医家关于水肿的学说深有研究。《景岳全书·肿胀》曰："凡水肿等证，乃肺脾肾三脏相干之病。盖水为至阴，其本在肾；水化于气，其标在肺；水唯畏土，故其制在脾。"认为水肿的发病与肺、脾、肾相关，但在病位上，三者又侧重不同。在黄文东水肿医案"面目下肢浮肿案"中，肺主通调水道，肺气不足则水道不通畅；脾主运化水湿，脾气虚则水湿运化失常，导致水液在体内积聚而出现面目、下肢浮肿。同时，阴血不足也会影响身体的正常功能。治法宜补养肺脾，滋阴安神，改善患者的整体状况。在"面浮足肿案"中，脾气虚不能运化水湿，水湿内停；病久及肾，肾主水的功能失常，进一步加重水液代谢障碍，导致面浮足肿。治法宜健脾益肾，化气行水。通过健脾以增强运化水湿的功能，补肾以恢复肾的气化作用，使水液代谢恢复正常。在"尿毒症案"中，脾肾阳虚，气化不利，浊气上逆，胃失降和。脾肾阳虚导致肾脏的温化、气化功能减退，水液代谢障碍，尿少、浮肿；浊气上逆影响胃的降和功能，出现恶心、呕吐、厌食等症状。治法宜温肾益气，解毒和胃。以温补肾阳、益气健脾来恢复肾脏和脾胃的功能，同时用解毒的方法排出体内的浊邪。黄文东在治疗水肿时重视肺脾同治观念，两者功能正常与否直接关系到水液的代谢。患者肺脾气虚，因此通过补养肺脾来改善水液代谢。如生黄芪、炒白术、茯苓、炙甘草等药物的运用，体现了肺脾同调的思路。黄文东重视脾肾兼顾，久病往往会导致脾肾相互影响，脾气虚久及肾，出现运化和气化功能不利；关注脾胃升降与肾气化功能，不仅温肾益气，还注重解毒和胃；注重扶正祛邪并用，扶正为主，祛邪为辅；重视气血调节，改善气血运行，促进水液的正常代谢，有助于水肿的治疗，这种气血调节的思路与脏腑功能的恢复相结合，从整体上改善患者的病情。

三、尿　　浊

（一）尿浊相关病名的历史沿革

浊用于中医，《黄帝内经》为其源，《黄帝内经》指出："清者其气溶，浊者其气涩。"浊邪的危害机制主要是阻塞窍道，滞气涩血。如毒浊沉滞关节，脂浊阻于脉络，瘀浊阻于尿道，痰浊阻于气管，蒙蔽清窍等。

汉朝张仲景《金匮要略》中多用浊表示病邪，如"清邪居上，浊邪居下""胃中苦浊"。对一些病理分泌物、排泄物，如尿中蛋白、痰等，亦以浊名之，如"浊唾腥臭""时时吐浊""吐浊涕""尿浊"等。

清朝陈修园《时方妙用》言："浊者，小水不清也。"是关于尿浊的描述。

（二）尿浊病因病机的论述

《素问·至真要大论》云："诸转反戾，水液混浊，皆属于热。"

《素问·奇病论》曰："有病庞然，如有水状，切其脉太紧，身无痛者，形不瘦，不能食，食少……病生在肾，名为肾风。"记载了风邪作为致病因素而致肾病、小便混浊等症。

隋朝巢元方所著《诸病源候论·诸淋病候》载曰："膏淋者，淋而有肥，状似膏故谓之膏淋，亦曰肉淋，此肾虚不能制于肥液，故与小便俱出也。"

元朝朱丹溪所著的《丹溪心法·赤白浊》曰："浊主湿热，有痰有虚。"

明朝张景岳《景岳全书·淋浊》："溺白证如泔如浆者，亦多属膀胱水道之热。"

（三）尿浊治法的论述

《素问·六节藏象论》云："肾者主蛰，封藏之本，精之处也。"肾是人体先天与后天精气封藏的根本所在。先天之精是与生俱来的，构成人体的基本物质；后天之精是通过脾胃运化水谷精微而产生的，输布于五脏六腑。如果肾的封藏功能失调，可能会出现遗精、滑精、尿浊等情况。因此，需注重顾护脾肾之本。

《顾氏医镜》所说的"肾之精，贵欲其藏，然精又化生于五脏，肾持受而藏之耳。故五脏合而精自生，肾得补而封藏称职。"进一步阐述了肾与其他五脏的关系以及肾精的生成。肾精的生成离不开五脏的协同作用。五脏功能正常，相互配合，能够产生精气，而肾起到接受和封藏这些精气的作用。这体现了中医整体观念中五脏之间相互关联的思想，只有五脏功能协调，肾精才能充足。同时，肾精充足也能保证肾的封藏功能正常发挥，从而维持人体的生理平衡。如果其他脏腑功能失调，影响到精的生成，也会间接影响肾的封藏功能。比如，脾虚不能运化水谷精微，会导致肾精的生成减少，进而可能出现肾的封藏失司等一系列问题。

（四）孟河医派对于尿浊的认识

孟河医家认为，尿浊主要由饮食不慎，嗜食肥甘厚味之物，致脾失健运，酿生湿热，或病后余热未清，湿热不除，蕴结于下焦，清浊不分，而致尿浊。因此在病之初期，多为实证，久病多为虚证或虚实夹杂之证。疾病日久，脾肾两虚。脾虚气陷，运化功能失常，气陷无力，不能升清降浊，水谷精微失于输布，反而下流膀胱；肾主封藏，肾虚失摄，封藏失司，气化不利，不能固摄精微物质，导致脂液随小便排出。尿浊的病因为本虚标实，以脾肾亏虚为本，湿热蕴结为标。在尿浊的病证中，脾肾两虚与湿热蕴结互为因果，因虚致实，因实致虚，相互影响，均可导致尿浊的发生。

孟河医派治疗尿浊的用药规律以清利湿热、补益脾肾为主。中医治疗尿浊应先辨清虚实，初期多为实证，治宜清利湿热；久病多虚，宜健脾益气、补肾涩精，做到清补兼顾。这体现了孟河医派在治疗疾病时注重整体观念和辨证论治的特点，根据患者的具体病情进行个体化治疗。运用健脾燥湿的药物，如白术、苍术等；温肾利湿的药物，如附子、肉桂、泽泻等；清热利湿的药物，如黄柏、苦参、滑石等；固肾涩精的药物，如龙骨、牡蛎、桑螵蛸等；补肾壮阳的药物，如巴戟天、淫羊藿、肉苁蓉等；滋肾补阴的药物，如熟地黄、山茱萸、山药等；健脾益气补血的药物，如黄芪、当归、党参等。尿浊患者一般不出现变证和危候，预后较好，但有的病情可迁延日久，因此，尿浊患者拥有健康的生活方式很重要，应避免食用辛辣、油腻、刺激性食物，多吃清淡、易消化的食物。同时，适当进行体育锻炼，如散步、八段锦、太极拳等，增强体质。此外，需保持乐观积极的心态，避免焦虑、紧张等情绪。

丁甘仁认为，风、湿、热、瘀皆与本病发生、发展有关。风邪并不仅见于外感，所谓"外感引动伏邪"，感冒或其他感染而加重病情；而且从其临床来看，风邪引起反复蛋白尿、泡沫尿，血肌酐变化。风邪或为外感，或为内生，脾肾功能失常，水湿停聚，湿性黏滞，病势缠绵。可因邪、体质、药物，成湿热毒邪，出现水肿、泡沫尿等。甚者正气不能驱邪，反从邪化，津液酿成湿浊。久病必瘀，是风、湿、热内蕴，阻遏三焦，深入营血，脉络瘀阻，气机不畅，日久蕴郁成毒所致。

裘沛然认为本病：① 寒热错综：水湿逗留，最易耗伤阳气，阳虚而生内寒，多脾肾阳虚之证，肾精亏耗，阴虚阳亢，阴阳两损、上盛下虚；② 虚实并存：病邪久恋，正气被伐，肾不藏精。《黄帝内经》原有"邪之所凑，其气必虚"之说，裘沛然则认为"邪之所蕴，其气更虚""虚之所在，受邪之地，如果正气不能驱邪，也可反从邪化，故津液可以酿成湿浊，血滞导致瘀血，出现正气愈虚则邪气愈实的情况"。裘沛然总结尿浊的病机与治法：① 风热伤络，表里夹杂。治法：疏风解毒，表里合治。② 肾气不足，精微不固。治法：益气补肾固精。③ 肾气不足，湿邪留滞。治法：益气补肾化湿。④ 肾虚血瘀，浊邪弥漫。治法：补肾活血泄浊。

张伯臾认为本病系脾虚肾亏，湿热蕴结，膀胱气化失司，脂液制约无能所致。又有伤气伤血之别，伤气者尿混浊色白，伤血者尿混浊色红，气血二伤者红白混浊均见。张伯臾认为，治尿浊不可蛮补。尿有脂腻如膏而病者，当先分利湿热，而后调补；不痛者则可健脾补肾，固摄其精，但也须与清化湿热之品同用。尿浊之病主要以脾肾亏虚为本，脾虚运化输布失常，肾虚固涩封藏失司，均可导致精微物质从尿道流失。脾虚运化失常，致水湿内停，痰热蕴结，久病入络，肾络受损，可致精微外泄，加重尿浊之病情。治疗方面应以扶助脾肾正气为主，清热利湿活血为辅。疾病持续不消多数因肾病日久，脾肾阴阳俱虚，一身元阴元阳俱损，肾不藏精，肾脏受损，影响肾的气化功能，肾气亏虚，固摄失司，不能固摄精气，水湿内泛，精微外泄体内蛋白随尿而出，从而出现蛋白尿。张伯臾认为尿浊初期多为实证，以湿热下注最主，治宜清热利湿。选用药物如车前子、滑石、瞿麦等。久病体虚，以脾肾两虚为主，治宜健脾补肾。选用药物如白术、山药、熟地黄、山茱萸等。张伯臾认为气血运行不畅或气血亏虚都可能导致尿浊。因此，在治疗尿浊时会加用一些活血化瘀、理气行滞的药物，如丹参、川楝子等。

四、淋　　证

（一）淋证相关病名的历史沿革

淋证之名，始见于《黄帝内经》，有"淋""淋溲""淋满"等名称的记载。《素问·六元正纪大论》称"淋秘"，即后期《金匮要略·五脏风寒积聚病》中记载的淋秘。《素问·刺法论》曰："热至则身热……淋闭之病生矣。"

北宋姚僧垣在《集验方》中提出"五淋"一名，谓："五淋者，石淋、气淋、膏淋、劳淋、热淋也。"五淋之名，被后世多相沿用，如南宋严用和《严氏济生方·淋利论治》说："淋之为病，种凡有五，气、石、血、膏、劳是也。"但这两种五淋所指内容稍有不同，区别在于前者有热淋，后者有血淋。

（二）淋证病因病机的论述

《金匮要略·五脏风寒积聚病脉证并治》中将淋证的病机归结为"热在下焦"。秽浊热毒滞留膀胱，不通则痛，出现腹部急痛诸症，进一步影响膀胱泌别清浊之能，气化失司，水道不利则发卒淋，以小便淋涩疼痛为主要症状。

隋朝巢元方所著《诸病源候论·诸淋病候》中明确提出了淋证的病位在肾和膀胱，并论述了两者之间的关系，阐发了症状发生的机理。他说："诸淋者，由肾虚而膀胱热故也。"肾与膀胱互为表里,俱主水,水入小肠而下于胞,行于阴而为溲便也。肾气通于阴。阴,津液下行之道也。膀胱,津液之府,热则津液内溢,水道不通。《诸病源候论》中"肾虚则小便数,膀胱热则水下涩。数而且涩,则淋沥不宣。故谓之淋"。这种以肾虚为本,膀胱热为标的淋证病机分析,具有重大的理论及实践意义,被后世医家所推崇,成为临床上诊治淋证的主要病机理论。《诸病源候论》中根据淋证各自病机不同将淋证分为气、热、石、膏、劳五淋。还对诸淋各自不同的病机特性进行了探讨,如"气淋者,肾虚膀胱热气胀所为也""热淋者,三焦有热,气搏于肾,流入于胞而成淋也""石淋者,肾主水,水结则化为石,故肾客砂石,肾虚为热所乘""膏淋者……此肾虚不能制于肥液""劳淋者,谓劳伤肾气而生热成淋也"。这为临床治疗不同淋证提供了理论依据。《诸病源候论》也认识到淋证有复发的情况存在,如有"宿病淋,今得热而发者"的记载。《诸病源候论·诸淋病候》中认为:"血淋者,是热淋之甚也。"即两者同属一类,仅程度不同的缘故。但从临床实际看来,热淋和血淋的病机和治则方药却不尽相同。

从孙思邈的《备急千金要方》和王焘的《外台秘要》可以看出,唐朝以前对淋证的病因病机与分类已有了较为完整的认识。

宋朝的《圣济总录·诸淋门·诸淋统论》曰:"诸淋之证,大体源肾气虚,膀胱有热,唯冷淋为异,善治此者,当熟察之。"认为肾气虚是淋证发生的内因,肾主水,肾气虚会使气化功能减弱,影响与它相表里的膀胱开合,导致水液输布和排泄异常,为淋证的发生提供内在基础。膀胱有热是淋证发生的外因,热邪可外感传入或体内湿热下注侵袭膀胱,热邪煎熬尿液使其灼伤脉络致气血瘀滞,进而出现排尿异常等症状。冷淋较为特殊,因寒邪侵袭膀胱所致,寒邪伤阳,使膀胱气化不利,导致尿液清冷、排尿频数和淋漓涩痛。将淋证按常见的辨证分型为卒淋、冷淋、热淋、气淋、血淋、膏淋、石淋、劳淋、妊娠、小儿10个证型。其病因病机与症状描述多沿用《诸病源候论》,以肾虚为本,膀胱湿热为标,本虚标实互为致病。刘完素强调湿热毒邪在淋证发病中的重要性。在《黄帝内经》"气血贵乎流通"的启发,认为淋证的病机与气血郁结有关。盖因"热甚客于肾部,干于足厥阴之经庭孔,郁结极甚而气血不能宣通,则痿痹而神无所用"。这一论点为淋证之上行感染的认识开了先河。

朱丹溪除承袭"肾虚而膀胱生热"之说外,还重视心与小肠病变与淋证发生的关系。他在《丹溪心法·淋》中说："大凡小肠有气则小便胀，小肠有血则小便涩，小肠有热则小便痛痛者为血淋，不痛者为尿血，败精结者为沙，精结散者为膏，金石结者为石，小便涩常有余沥者为气，揣木揆原，各从其类也""淋有五，皆属乎热"，淋证乃肾虚而膀胱生热，本虚标实之证，心肾水火不交，致使阴阳混浊不分，体内清浊蓄于下焦，下输膀胱，膏血砂石，从小便排出体外，于是就产生了小便欲出不出，淋沥不断的症状。

明朝王肯堂提出了淋证应随病本不同而异其治的主张。《证治准绳·淋》认为："淋病必由热盛生湿，湿生则水液浑，凝结而为淋。"另一方面，"五脏六腑，十二经脉，气皆相通移"。故"初起之热邪不一，其因皆得传于膀胱而成淋。若不先治其所起之本，止从未流胞中之热施治，未为善也"。张景岳则认为淋证与"积蕴热毒"有关，并把病程的长短作为辨证的一项重要内容。《景岳全书·淋浊》谓："淋之初病，则无不由乎热剧，无容辨矣。但有久服寒凉而不愈者，又有淋久不止及痛涩皆去，而膏液不已，淋如白浊者，此惟中气下陷及命门不固之证也。固必以脉以证，而察其为寒为热为虚，庶乎治不致误。"

清朝已认识到各类淋证之间可以互相转化或同时存在。尤在泾提出，诸淋的区别并不是绝对的，往往与病程有关。

（三）淋证治法的论述

汉朝张仲景在《金匮要略·消渴小便不利淋病脉证并治》中对本病的症状作了描述："淋之为病，小便如粟状，小腹弦急，痛引脐中""热下焦者，则尿血，亦令淋秘不通"。说明淋证是以小便不爽、尿道刺痛为主症。并提出"淋家不可发汗"的治疗原则。

早在唐朝，孙思邈在他的《备急千金要方》记载有治淋方剂53首；王焘的《外台秘要》描述了诸淋和五淋，其中又将五淋分为石淋、气淋、膏淋、热淋、劳淋，共收录35首治疗淋证方剂，其中还保存了多个唐代以前的方剂，并载有鳖甲、牛角、白茅根等治疗淋证的单方。对后世治疗淋证提供了较完整的经验总结。

元朝朱丹溪在《丹溪心法·淋》提出淋证的治疗原则："执剂之法，并用流行滞气，疏利小便，清解邪热。其调平心火，又三者之纲领焉。心清则小便利,心平则血不妄行。"并指出了淋证与转胞、癃闭、遗溺,以及血淋与尿血的鉴别要点和治淋忌补之说。急性期最不可用补气之药,气得补而愈胀,血得补而愈涩,热得补而愈盛的治疗禁忌。也记载了二神散、五淋散、车前子散等治淋之方。

明朝王肯堂《证治准绳·淋》对淋证的治疗他倡导了"凡热者宜清,涩者宜利,下陷者宜升提,虚者宜补,阳气不固者宜温补命门"的随证施治原则。明朝《医宗粹言》指出:"殊不知邪气蕴结膀胱者,固不可补,若气虚则渗泄之气不行,必须参芪补气,血虚则不得滋润疏通,必须归、地补血。大抵肾虚宜补肾,以四物汤加知柏,或煎下滋肾丸,若气虚于下而不通者,宜补而升之。虽云升补不可独用,而渗利亦不可独行。"这对淋病如何应用补泻结合分析得很具体。

清朝《金匮翼·诸淋》:"初则热淋、血淋,久则煎熬水液,稠浊如膏如沙如石也。"在治法上尤怡认为"散热利小便,只能治热淋、血淋而已。其膏沙石淋,必须开郁行气,破血滋阴方可"。这些看法虽与临床实际不完全吻合,但他已认识到各种淋证之间可以互相转化或同时存在,特别是他强调"开郁行气,破血滋阴"以治疗石淋的治疗原则,对临床有很好的指导意义,已被中西医结合治疗尿路结石的研究所证实。清朝《证治汇补》提出治疗淋证应以虚实为纲,"如气淋脐下妨闷,诚为气滞,法当疏利;若气虚不运者,又宜补中。血淋腹硬茎痛,诚为死血,法当去瘀;然血虚、血冷者,又当补肾"。

(四)孟河医派对淋证的认识

孟河医派延伸了《诸病源候论》中关于淋证的病机及治法,主要体现虚实两面。虚证与肺、脾、肝、肾、气血有关,但不离肾虚为本。论及肾虚多为肾阴虚,肝肾阴虚,脾肾阴亏,肾阴不足等。实证除了湿热之外,还有气郁或湿郁,火热下移小肠等。淋证总体治则都是标本兼治、补虚泻实,实则清利、虚则补益。扶正强调培补脾肾,滋补肝肾,滋养肺阴,补益脾肾之阴;祛邪时分病论治,湿热化湿活血通淋祛瘀。

马培之辨治淋证亦以本虚标实为本,其中本虚包括有肺脾气虚、脾肾两虚等,标实有肺气不降、膀胱失司、湿热下趋小肠等。治法涵盖了肃肺运脾、益气健脾、滋肾宁心、清化湿热等。

丁甘仁认为，热淋多由湿热之邪客于肾，下注膀胱，气化失司，水道不利所致。若为肝火挟湿热，流注膀胱，瘀精留恋。治宜泄肝通淋、清化湿热、去瘀精。心移热于小肠，热邪下注，溺时管痛，宜清利祛瘀。心与小肠相表里，心火亢盛可移热于小肠。心主血，若热盛可成瘀且可逼血下注，并与湿热交阻下焦而成血热夹瘀之血淋，此时治疗当清热利湿、凉血活血祛瘀。若兼有肾阴虚之本虚证，则需加用滋补肾阴之法。

巢渭芳认为，淋证除与湿热有关外，还与肝经血热有关。湿热日久化火，灼伤肾络；肝经血热则血溢脉外可致血淋。治疗宜养肝阴，清肝火，凉血热，化湿邪。

费伯雄认为淋证的发生与湿热、气郁、肾虚等内外因相关。湿热之邪是导致淋证的重要因素，常因外感湿热之邪，或因饮食不节，脾胃运化失常，湿热内生，下注膀胱，从而引发淋证。此外，情志失调也可导致淋证，情志不遂会使膀胱气滞，或气郁化火，影响膀胱气化。费伯雄治病主张"和缓"，在治疗淋证时，分别采用清热利湿、理气疏导、补肾扶虚之法。同时，他用药平和，不主张过于攻伐，以免损伤正气。

费绳甫认为淋证的病机多由脏腑功能失调、湿热蕴结、气血不畅等因素共同作用所致。他强调肾与膀胱的功能失调是淋证发生的关键，若肾气虚损，膀胱气化不利，就容易导致水液代谢障碍，进而引发淋证。此外，湿热之邪也是常见的致病因素，湿热蕴结下焦，不仅会影响膀胱的气化功能，还会灼伤脉络，导致淋证的各种症状。在治疗上，费绳甫注重调理脏腑功能，清热利湿与扶正祛邪相结合。对于湿热较重的患者，先以清热利湿之法，去除体内的湿热之邪；对于久病体虚的患者，则在清热利湿的同时，注重扶正，以增强患者的体质，提高正气。治疗过程中要注意顾护脾胃，脾胃功能正常，才能更好地运化水谷精微，为身体提供充足的营养物质，有助于疾病的恢复。

严苍山认为，老年人热淋，虽亦用清利方，但需考虑患者的年龄，注重益肾补气，可入滋肾通关丸助肾之气化，顾及肾元之亏。对于老年患者，辨清虚实而通补兼施，是为临床治疗要旨。

张伯臾认为，淋证多因君相火旺，湿热留恋膀胱血分而发。小便频数短涩，滴沥刺痛则为淋，痛在尿前属实、属火，痛在尿后属虚、属湿，痛在尿中兼而有之。张伯庾的病案中有记载，若君相火旺而兼湿热下迫，伤于血分致成血淋，药可用知母、黄柏、生地黄、黄连、牡丹皮清心肾之火，萆薢、泽泻、通草、甘草梢化下焦湿热以除其因，若病久伤肾，血淋止后可入益肾之品。若患者淋证而兼见高热，宜先清其热，防热毒弥漫三焦，陷入营血等危重证候，故而清热为当前之要务。《金匮要略·消渴小便不利淋病脉证并治》载："淋家不可发汗，发汗则必便血。"淋家为久患淋证之人，不能以发汗之剂清热。张伯臾认为，湿热已清，久病伤正，再需祛邪务尽，故而予清热解毒通淋之剂外可加培土补肾强腰之品，以助正气恢复，而达祛邪外出之功，同时预防疾病复发。

五、癃　　闭

（一）癃闭相关病名的历史沿革

从出土的最早的秦汉医籍来看，医学上最初没有区分癃与淋。我国现存最早的医学方书《五十二病方》开创了癃淋分型的先河。而到了汉朝，由于汉武帝名刘隆，为了避讳，"癃"被改为"淋""小便不利"或"小便不通"等，因此混淆了"癃"与"淋"的概念。癃闭之名，最早见于《黄帝内经》，书中对于此病名的记载有癃、闭、水闭、癃闭、闭癃、气癃、胞痹、不得小便、小便闭等。

汉朝张仲景所著的《伤寒论》无"癃闭"之病名，但有关于小便不利及淋证的论治方法的记载。《伤寒论》中的小便不利并非单指尿液减少，凡是小便排出困难，通利不如正常，或有小便频数，或为尿少，皆可以小便不利名之。与现代之癃闭有所区别，但对以后研究癃闭的辨证论治有指导意义。

宋朝戴侗《六书故》中说："癃淋实一声也，人病小便淋沥不通者，今谓之淋，古作癃。"这种癃淋混淆的现象一直持续到明代。

宋朝陈无择《三因极一病证方论·淋闭叙论》中提出"淋"与"癃"同源异名，"淋，古谓之癃，名称不同也。癃者，罢也；淋者，滴也。今名虽俗，于义为得。"

明朝开始将癃闭与淋证分开进行辨证论治，癃、淋各自成为独立的疾病。明代楼英在《医学纲目·闭癃分二病》中首次提出了癃与闭有急发与久病之殊，闭与小便不通为异名而同病，并且从症状上区分了癃与闭。楼英指出"闭者……点滴不出""癃者……淋沥点滴而出，一日数十次或百次"。

明朝李中梓在《医宗必读·小便闭癃》及清代林佩琴在《类证治裁·闭癃遗溺》中都论述了癃与闭的鉴别，更为全面明确。以小便不利，点滴而短少，病势较缓者称为"癃"；以小便闭塞，点滴不通，病势较急者称为"闭"。自此，癃与闭的含义鉴别有了定论，并且沿用至今。

（二）癃闭病因病机的论述

《素问·标本病传论》曰："膀胱病小便闭。"认为本病与膀胱气化功能有关，《素问·气厥论》曰："胞移热于膀胱，则癃溺血。"《素问·宣明五气》："膀胱不利为癃。"可见，癃闭的发生与"膀胱病"有着直接关系，并且膀胱热、气化不利是主要的病因病机。

《素问·灵兰秘典论》提出了三焦为"决渎之官"，能通调水道，即三焦气化失常则决渎失职，水道不利。《灵枢·本输》曰："三焦者……并太阳之正，入络膀胱，约下焦，实则闭癃……闭癃则泻之。"本病的发生与膀胱气化功能失常有关。

《灵枢·经脉》曰："肝足厥阴之脉……环阴器，抵小腹……是主肝所生病者……闭癃。"此处提出了肝病致癃闭的生理基础，因肝经"环阴器，抵小腹"，肝气失疏则小便不利。

《素问·大奇论》进一步指出了病因病机："肝雍，两胁满……不得小便。"肝雍即肝气壅塞不通，疏泄不及。

《黄帝内经灵枢集注》曰："肝主疏泄……实则癃闭。"肝主疏泄，调畅一身之气机；三焦为水液运行之通道。故肝疏泄功能正常，三焦得以气化，水液通行调畅；反之，肝失疏利，气化不行，则小便排出异常。

《灵枢·邪气脏腑病形》提出了脾病癃闭的脉象为滑，并指出病机为"滑者阳气盛，微有热。"

《灵枢·五味论》提出"酸走筋，多食之，令人癃"，酸味涩滞，若摄入酸味过多，下注膀胱，可导致膀胱收敛紧束，进而致癃。

《黄帝内经·素问》有云："热至则身热……血溢血泄，淋闭之病生矣。"《黄帝内经》首先将"热"与癃闭相联系，并提出热邪动血，血液妄行，终致癃闭的观点。

《伤寒论》记载有"大下之后，复发汗，小便不利者""太阳病，发汗……小便难"和"汗家，重发汗……小便已阴疼"。张仲景认为，汗、吐、下、亡血之后，气血津液亏耗，可致水府枯竭而发为癃闭。

隋朝巢元方《诸病源候论》是我国第一部病因、病机及证候学专著。巢元方所论"小便不通"和"小便难"与"癃闭"意义相符。他提出"小便不通"和"小便难"的病因皆是肾与膀胱有热，《诸病源候论》曰："肾与膀胱既热……令小便不通。"并指出"热气大盛"令"小便不通""热势极微"则"但小便难也"，说明热的程度不同，有小便不通和小便难之别，热势越重则小便越难，而此热的根源又各有不同。《诸病源候论·虚劳病诸候》曰："肾气虚弱，不能藏水，胞内虚冷，故小便后水液不止而有余沥。"年老体弱者或者久病体虚者，肾气亏虚，命门火衰，膀胱内生寒邪，失于固摄则小便后淋漓不尽；阳损及阴，又膀胱气化无权，泌浊不能，最终导致水液遗溺不得出。

唐朝孙思邈对癃闭病因病机的记载主要来自《黄帝内经》，相关药物的记载主要来自《本草经集注》，针灸方面的记载主要来自《针灸甲乙经》。

金朝李东垣在其代表著作《兰室秘藏》中设有"小便淋闭论"专篇，认为小便不利"分在气、在血而治之，以渴与不渴而辨之"，渴则热在上焦气分，不渴则热在下焦血分，此外小便不利还有血涩气滞一证。

元朝《丹溪心法》中设有专篇论述"小便不通"，《丹溪心法》曰："小便不通，有……风闭。"指出风邪与小便不通的关系。将其病机分为"气虚、血虚、痰、风闭、实热"五类。《丹溪心法》中又进一步指出了下焦热则小便不通，冷则小便不禁，并且热势的盛衰与小便难的程度呈正相关。《丹溪心法》最早提出探吐法治疗小便不通，探吐法是应用"提壶揭盖"理论的一种具体方法，最早由朱丹溪提出用于治疗小便不通利一类病证。

明朝张景岳在《黄帝内经》的基础上对癃闭的病因病机进行了总结，《景岳全书·癃闭》曰："……至若气实而闭者，不过肝强气逆，移碍膀胱。"肝强气逆，气结于小肠膀胱之间而壅闭不通；体质虚弱，气化不能；腑气不通，膀胱气化失常；久服桂枝、附子、分利之剂，泄泻，汗出，虚劳，亡血，伤精等导致小便不通。《景岳全书·癃闭》曰:"病气虚而闭者,必以真阳下竭,元海无根。"其进一步指出气虚之癃闭是肾阳亏虚,命门火衰,化水不足所致。

明朝李中梓《医宗必读》曰:"肺燥不能生水,则气化不及州都。"李中梓从气化角度解释燥邪所致肺气亏损,化水不足,则州都气化不利从而发癃闭。

清朝陈士铎认为,癃闭与心火下移小肠有关,小肠热极,耗伤津液,导致癃闭。膀胱之火盛,热结膀胱致癃闭。"命门之火塞"即命门火衰而小便闭塞。阳中之至阳藏于阴中之至阴,若无阴则孤阳无以化水而小便不通。肺气之热燥,不能下调水道,而致小便闭塞不通。胃气下陷,胃为多气之府,统领群气,若胃气一虚,众经之气多不能举,故而九窍皆为之不通。

(三) 癃闭治法的论述

《五十二病方》中记载的关于癃的治疗方法多种多样,反映了早期癃闭治疗的特点与成就。灸左足中趾及用"衣中衽"约束左手拇指证明了当时的古人已体会到针灸的远治作用,其中用灸及按摩的方法治疗癃闭是类似疗法最早的历史见证。用药物贴封脐部及热熨脐周是后世脐疗法的鼻祖,所用药物如干葱及盐也是后世癃闭脐疗法的常选。《五十二病方》开创了癃闭的内治与外治结合治疗的先河,其特点为内治与外治结合使用时选取的药物相同,先内服后外用,这样使得药物被充分利用。

《黄帝内经》中有关于治疗癃闭的3个原则:一是急则治其标,缓则治其本;二是实则泻之;三是六腑以通为用。《灵枢·邪气脏腑病形》提出了:"膀胱病者……欲小便而不得……取委中央。""委中央"即膀胱下合穴委中。《素问·刺法论》提出了:"膀胱者,州都之官,津液藏焉,气化则能出矣,刺膀胱之源。"何谓"刺膀胱之源"?张景岳认为,刺京骨穴。也就是说,《黄帝内经》中治疗膀胱病致癃闭者,可针刺京骨和委中两个穴位。"三焦病者……不得小便……取委阳。"可见三焦病导致癃闭的病机主要为实,治疗原则为"实则泻之",针刺所选穴位为三焦下合穴委阳。

《神农本草经》记载了常用的通利小便的药物,如滑石、车前子、瞿麦、石韦、冬葵子,还记载了一些动物药有治"癃"的功效。书中对于癃闭病名的记载有癃、五癃、气癃、石癃、癃结等。在此之后的药学著作大多引用了《神农本草经》的记载。

《伤寒论》中记载的治疗癃闭之法，主要有化气利水、清热滋阴、疏畅气机、清热除湿、宣肺化饮、清热利水、温阳化气、温肾补益。代表方剂有五苓散、猪苓汤、茵陈蒿汤、真武汤、金匮肾气丸、四逆散、甘草附子汤、小青龙汤、桂枝去桂加茯苓白术汤、小柴胡汤等。

《金匮要略·血痹虚劳病脉证并治》："虚劳腰痛，少腹拘急，小便不利者，八味肾气丸主之。"体现肾气足则气化功能正常，温补肾气则可行水利小便。《金匮要略·妇人杂病脉证并治》中治疗妇人"转胞，不得溺也""但利小便则愈，宜肾气丸主之"。方中用大量生地黄、山药、山茱萸填补肾阴，小量桂枝、附子温补肾阳，用小火温化肾阴而生肾气，正所谓无阴则阳无以化，并且加入牡丹皮、茯苓、泽泻活血、利水，但温阳化气为全方画龙点睛之处。此外，治小便不利之真武汤、瓜蒌瞿麦丸用附子也体现了温阳化气而行水的思维。

唐朝孙思邈的《备急千金要方》中记载："凡尿不在胞中，为胞屈僻，津液不通，以葱叶除尖头，纳阴茎孔中深三寸，微用口吹之，胞胀，津液大通便愈。"在早期有关"导尿术"的文献记载中，孙思邈的描述可谓最精细，其中包括了导尿术的适应证、导尿工具、导尿管插入尿道的深度和具体操作办法。虽然葛洪早于孙思邈发明了导尿术，但孙思邈创新的口吹式导尿术在临床上更加适用。

宋朝陈无择《三因极一病证方论》中有 50 余首治疗小便不通利的方剂。其中记载能引起小便不通利的情况有"伤湿"水走大肠，"谷疸"胃中浊气下流，"走哺"下焦伏热，"肺痿"不能通调水道，"水肿"水不从小便利，"肠痈"瘀血化热，妇人众病血与水结于胞宫等。

宋朝《太平圣惠方》中关于小便问题的记载十分全面详尽，其分类方式效仿了《诸病源候论》中的条目，其中与"癃闭"相关的有"治伤寒小便不通诸方""治时气小便不通诸方""治热病小便不通诸方""治虚劳小便不利诸方""治水气小便涩诸方""治小便难诸方""治小便不通诸方""治妇人小便不通诸方""治妊娠小便不通诸方""治小儿小便不通诸方"10 个类目，分门别类地收集整理了宋及宋以前与小便不通利相关的医学资料。《太平惠民和剂局方》犀角丸、皂角丸、木瓜丸、四逆汤、八味丸、五苓散、辰砂五苓散、解暑三白散、黄连阿胶丸、金粟汤、大香连丸、八正散、导赤散、三黄丸、导赤丸、三白散、六和汤、五膈宽中散等诸多方剂用于不同病机的治疗。

金朝李东垣首创清热泻火、滋阴化气的通关丸一方治疗小便闭塞。通关丸首见于《兰室秘藏·小便淋闭门》，由黄柏、知母各 10 g，肉桂 5 g 组成，主治"不渴而小便闭，热在下焦血分也"。

金朝张从正《儒门事亲·火类门》中有治疗癃闭的相关论述："《内经》曰：膀胱不利为癃。癃者，小便闭而不通也。如八正散加木香，取效更捷。《经》曰：膀胱气化则能出焉。然后服五苓散……"八正散清利下焦湿热，当属张从正"汗、吐、下"攻邪三法中的下法，张从正先用八正散后用五苓散，正是其以祛邪为先的治法的体现。

元朝《丹溪心法》云："气虚……或参芪药中探吐之；血虚……或芎归汤中探吐亦可。"朱丹溪运用吐法宣发肺气，从而畅郁闭之肺气，气载则水行。气虚者用探吐法实则是用升提阳气之法治疗小便不通；血虚者用芎归汤探吐之，既能补养亏虚之血，又能调理逆乱之气。

明朝张景岳在《景岳全书》中综合前代诸家之经验，专设《杂证谟·癃闭》篇，将癃闭的病因、病机、治疗立为"四因十三法"，对后世医家有较大影响。张景岳认为，在治疗癃闭时，应根据不同的病因病机进行治疗。淋证病因主要有：火邪结聚，热居肝肾，真阳下竭、气虚不化，肝强气逆、气实而闭均可引发癃闭。治疗上焦采用清肺降气之法，如使用二陈汤、六安煎、大分清饮等方剂。治疗中焦采用培补中气之法，如使用补中益气汤等方剂；采用疏肝利水之法，用药多选香附、枳壳、乌药、沉香、茴香等理气之品，兼用四苓散以利水渗湿。治疗下焦采用清热利湿之法，如使用大分清饮等方剂；采用清热攻下之法，常用八正散等方剂；采用祛瘀行气之法，后世常用"大黄丸""倒换散"等方剂；采用滋阴化气之法，如使用左归饮、六味丸、化阴煎等方剂；采用温肾化气之法，如使用右归饮、八味丸等方剂。

明朝李中梓《医宗必读·小便癃闭》中治疗癃闭的方法，可总结为八条：清金润肺法、燥脾健胃法、滋肾涤热法、淡渗利水法、清热利湿法、理气利水法、补虚利水法（包扺补中气利水和补肾阳利水）、化瘀散结法。《医宗必读》曰："或有气滞不能通调水道，下顺膀胱者，顺气为急。"李中梓提出顺气之法治疗肝气郁滞之癃闭，并且提出应用枳壳、木通、橘红之类药。

清朝吴鞠通《温病条辨》中提出"甘苦合化利小便"的方法。吴鞠通在利小便方面提出的 3 种方法，即"化肺气，启上阖，宜上即是利下""疏肝郁，开阴络,活血即是利水""滋津液,益尿源,增水即是通渠"。吴鞠通在继承前人心法的基础上大胆开拓,具有继承中创新的典型意义。

清朝张璐的《张氏医通》中记载了关于癃闭的辨治原则、具体治疗方药、外治法、注意事项和禁忌,高度概括了他关于癃闭的学术思想,即"闭癃,肝与督脉三焦膀胱主之,有暴久之殊"。

清朝张锡纯在《医学衷中参西录》中认为,阳分受损,气虚宣通失常,或阴分虚损,津血亏虚不能濡润,均使三焦气化不利,导致癃闭,故治疗宗旨为塞因塞用。"宣阳汤"中重用人参,治阳分虚损之癃闭,"济阴汤"中重用熟地黄,治阴分虚损之癃闭,又拟"温通汤"治寒凝三焦气化失利之癃闭,还创"寒通汤"治下焦蕴蓄实热导致的小便滴沥不通。张锡纯治疗癃闭的外治法主要有闻药、外敷、热熨、引溺银管导尿法、浸浴等。张锡纯治疗癃闭善用的对药有气虚者人参配威灵仙,阴虚者地肤子配白芍,湿热者白芍配滑石,气虚下陷者黄芪配升麻,气滞水停者鸡内金配白茅根、白茅根配生姜。单方有白茅根、蝼蛄等药。

清朝陈士铎在《辨证录》中认为,癃闭因心火亢盛或热移小肠者,治以甘寒养阴药为主,加淡渗之药利小肠,方用凉心利水汤;膀胱因肾中邪火而水难通利者,治法不必泄肾火,但利膀胱之水,方用导水散;命门火衰而小便闭塞者,温补命门治疗之宗,但需在肾水中补命门之火,以防阳盛阴消,方用八味地黄汤;肾中真阴亏损而虚热者,切勿用泻火之法,当用熟地黄、玄参等滋养真阴而清虚热,并加肉桂将其引入至阳,最后加车前草引水邪出阳,方用纯阴化阳汤;肺热致气阴不足者,治宜补肺气、养肺阴、清肺热而行水、生水,方用生脉散加黄芩;胃气下陷者,中焦脾胃之气亏虚下陷可导致二便异常,用补中益气汤升提胃气则诸窍皆通。

(四)孟河医派对癃闭的认识

丁甘仁认为,癃闭属湿热下注郁结于下焦,阻塞尿道而致小溲点滴而下,尿液潴留膀胱而致少腹胀痛,故治当急宜升提被闭的清阳之气而清其热、利其湿。重在清热解毒、利湿通淋。《黄帝内经》云:"下焦络肾属膀胱,别于回肠而渗入焉"。丁甘仁医案中有证属少阴,真火不充,太阳之寒水转为湿热所阻,少阴无火,故小溲数而不畅。太阳为湿热阻滞,故气不通而胀痛。法当暖脏泄热，冀火归其源，水得其道，拟滋肾通关饮。肾阳不足，命门火衰，致膀胱气化无权，而小溲不畅；下焦积热，故少腹胀痛。若因脾气虚而清气不能上升，浊阴难以下降，致小溲频数。投以补中益气汤合滋肾通关丸加减。补中益气汤补中气，升清气，中气升运则浊阴易降；滋肾通关丸滋阴助阳，化气利尿。

张伯臾认为，癃闭因下焦湿热，膀胱气化失司，日久血滞成瘀所致，法当清利活血，若投涩补之剂，势必闭门留寇。老年患者，脾肾两亏，阳不足则阴无以化，法当标本兼顾。癃闭者，总由膀胱气化不利所致，究其病因，或因肾亏，或由气虚，或由湿热下注，或由气滞而瘀血内停，或虚实兼而有之，临床当随其变化而施治。老年前列腺肥大所致癃闭者，以虚实错杂者多，患者有下焦湿热，瘀血内停，并且年高病延日久之故，治疗上应宗"勿虚勿实"的原则，权衡轻重缓急而顾标本。在临床中，对于湿热下注，膀胱气化失司，日久而致瘀血阻滞，张伯臾常以宣通清利之品与滋肾通关丸同用。对其虚，未可开始即补，宜先清化湿热，俟湿热得减，方可补泻同用，标本兼顾，若一味补益或一味清利，必有"虚虚实实"之弊。《黄帝内经》曰："膀胱者，州都之官，津液藏焉，气化则能出矣""膀胱不利为癃"。可见膀胱气化不利，可致癃闭。而膀胱气化，有赖乎三焦，尤其与下焦肾的关系密切，即所谓"肾司小便"。既往书称癃闭多实证，遗溺多虚证。但张伯臾认为此病有虚实之分：实证因湿热下注、水热互结于膀胱，遂致气化不利，瘀阻不通；虚证因禀体肾亏，气血、阴分不足，热积下焦，水热互结，膀胱气化为之不利，本虚而标实也。故治方用药也有所别。标本兼顾，使阴分不足得复，则下焦积热得清，膀胱气化也得恢复。

黄文东认为，癃闭一证，因膀胱气化不利所致。究其根源，与肾阴之亏耗，肾阳之衰弱，有着密切的关系。清热利水，助阳滋阴均为常法。但若此法久久不效，可认为患者病久气滞血瘀，病及血分，故小便有时闭塞不通，膀胱必有瘀滞内阻。可以活血化瘀法为主，桃红四物汤与理气药相配合，并加用三七以增强活血行瘀作用。黄文东治病首先顾护脾胃。脾胃乃后天之本，为气血生化之源，运化水谷精微。久病体质虚弱，如治疗不当，易积虚成损，因此在治疗疾病时，需兼顾脾胃，保护后天之本。在治疗肾病时，可以用健脾制水之法，肾脏的元阳赖水谷精微之精气得以充实，使阳生阴长，水能化气，正气胜而病邪自祛。

六、消　　渴

（一）消渴相关病名的历史沿革

"消渴"之名首见于《素问·奇病论》："有病口甘者，病名为何？何以得之？岐伯曰：此五气之溢也，名为脾瘅。夫五味入口藏于胃，脾为之行其精气，津液在脾，故令人口甘也。此肥美之所发也。此人必数食甘美，而多肥也。肥者令人内热，甘者令人中满，故其气上溢，转为消渴。"

唐朝医家甄立言在其所著《古今验录》中给"消渴病"下了一个比较完整、准确、科学的定义："消渴有三，渴而饮水多，小便数，有脂似麸片甜者，皆是消渴病也；二吃食多，不甚渴，小便少，似有油而数者，此是消中病也；三渴而饮水不能多，但腿肿，脚先瘦小，阴痿弱者，数小便者，皆是肾消病也。"并首次提出消渴患者的尿有甜味。唐朝王焘《外台秘要》载："渴而饮水多，小便数，无脂似鼓片甜者，皆是消渴病也。"

宋朝陈无择《三因极一病证方论》曰："消中属脾，瘅热成则为消中。"可知消中病性为瘅热，病位在脾。宋朝王怀隐《太平圣惠方》云："饮水随饮便下，小便味甘而白浊，腰腿消瘦者，消肾也。"明确指出消肾的临床特征。

宋以后的文献大多将消渴主症归纳为：口渴多饮、消谷善饥、多尿、消瘦、乏力等。

（二）消渴病因病机的论述

消有3个含义：一指消水谷而善饥多饮，二指消灼津液而致津液失养，阴不胜阳，火热内生，三指肌肤消瘦。过食肥甘、情志失调、五脏柔弱等因素与消渴的发生密切相关。饮食不节，如《素问·奇病论》："此肥美之所发也。此人必数食甘美而多肥也，肥者令人内热，甘者令人中满，故其气上溢，转为消渴。"情志失调，如《灵枢·五变》："怒则气上逆，胸中蓄积，血气逆留，髋皮充肌，血脉不行，转而为热，热则消肌肤，故为消瘅。"五脏柔弱，如《灵枢·五变》："五脏皆柔弱者，善病消瘅。"《灵枢·本藏》中有"心脆则善病消瘅热中""肺脆则苦病消瘅易伤""肝脆则善病消瘅易伤""脾脆则善病消瘅易伤""肾脆则善病消瘅易伤"五脏脆弱之说。胃肠热结，耗伤津液是消渴发病的主要机理。如《素问·阴阳别论》："二阳结，谓之消。"王冰注曰："二阳，谓阳明大肠及胃之脉也。肠胃发病，心脾受之，心受之则血不流，脾受之则味不化。"并认为"胃病深久，传入于脾，故为风热以消削"。此风为内之肝风，喻相火妄动，消烁津液发为消渴之谓也。

汉朝张仲景在《金匮要略》："趺阳脉浮而数，浮即为气，数即消谷而大坚，气盛则溲数……坚数相搏，即为消渴。"所以说胃肠燥热是消渴的病理基础。"寸口脉浮而迟，浮即为虚，迟即为劳，虚刚卫气不足，劳则营气竭。"寸口，肺脉矣，卫气不足，营气竭，说明气阴两伤，症见口舌干燥、渴欲饮水、疲乏自汗等。因湿所致的消渴："湿家，其人但头汗出……渴欲得饮而不能饮，则口燥烦也。"十四篇第十一条："夫水病人，目下有卧蚕……，其人消渴。"十三篇第五条："脉浮，小便不利，微热消渴者……五苓散主之。"十六篇第十一条："病者如热状，烦满，口干燥而渴，其脉反无热……是瘀血也，当下之。"张仲景在这里不仅提出瘀血作渴的临床表现，而且提出了治疗方法——下瘀血法。十三篇第三条指出："男子消渴，小便反多……肾气丸主之"。消渴病发展加剧，久而及肾。"男子消渴，小便反多，以饮一斗，小便一斗，肾气丸主之"，特指房劳伤肾，并用肾气丸为主治疗。房劳虚损为消渴的重要病机之一。肾为先天之本，主藏精而寓元阴元阳。肾阴亏损则虚火内生，上播心肺则多饮；中灼脾胃则消谷；阴虚阳亢固摄失司，津液不布则多饮，下焦不摄则多尿。

魏晋时期服石之法蔚然成风，服石不当而致疾病使隋唐医家对消渴病因病机的认识有很大的影响，也是他们论治消渴的理论基础。《诸病源候论消渴病诸候（凡八论）》中指出："由少服五石诸丸散，积经年岁……使人下焦虚热"而致消渴。孙思邈及王焘也赞同服石而致消渴的说法，记载了李文博服食白石英而致消渴的病例。自晋始为求长生，服五石散风靡一时，五石散系金石壮阳之品，多服则燥热伤阴，积久伤肾，肾阴虚竭，虚阳上亢，热烁津液，致消渴诸症，甚则产生诸多变证。后世《名医类案》即记载有隋太医丞莫君锡治疗炀帝固服五石散等后患消渴的病案。服石是否是导致消渴的原因，现在难以确证，但由此可见隋唐医家极为重视燥热伤肾、虚热上炎的病理机制。

宋朝医家对消渴发病原因的认识主要是继承并发展了饮食不节、服石、房劳导致消渴的病因认识。《圣济总录·消渴》曰："消瘅者，膏粱之疾也，肥美之过，积为脾瘅，瘅病既成，乃为消中。"《三因极一病证方论·消渴叙论》曰："夫消渴，皆由精血走耗，津液枯乏，引饮既多，小便必利，寝衰微，肌肉脱剥，筋脉不荣，精髓内竭。"张杲《医说·消渴》认为："消渴者，肾虚所致，每发则小便甜……仲景云，足太阳者膀胱之经也，膀胱者，肾之府，小便数，此为气盛，气盛则消谷，大便硬，衰则为消渴也。男子消渴饮一斗，小便亦得一斗，宜八味肾气丸。"张杲强调了肾虚是消渴及消渴肾病的病机关键。王贶在《全生指迷方》中也提出"消渴之病……或少服五石汤丸，恣欲不节，不待年高，气血衰耗，石性独存，火烈焦槁，精血涸竭，其状渴而肌肉消"。

金元时期，刘完素首次明确了"三焦"与"三消"的关系，并用"三焦"一词归纳消渴病证，讨论消渴病机。他指出，"上消者，上焦受病，又谓之膈消病也。多饮水而少食，大便如常或小便清利，知其燥在上焦也……中消者，胃也。渴而饮食多，小便黄。经曰：热能消谷。知热在中……肾消者，病在下焦……至病成而面色黄黑，形瘦而面焦，小便浊而有脂"。至此，刘完素将"三消"的病位与上焦、中焦和下焦明确联系起来，为"三消"治疗原则的确立奠定了基础。刘完素结合自己的临床经验，在消渴病机的认识上，创造性地提出了燥热怫郁之说。诚如他在《三消论》中所言："盖燥热太甚，而三焦肠胃之腠理，怫郁结滞，致密壅塞，而水液不能渗泄浸润于外，荣养百骸。故肠胃之外燥热太甚，虽复多饮于中，终不能浸润于外，故渴不止。"刘完素还运用他的这一全新认识，解释了消渴的多尿现象。他说："小便多出者，如其多饮，不能渗泄于肠胃之外，故数溲也。"此外，他还指出，消渴的诸多并发症也是由燥热怫郁所致，如他在《三消论》中说："夫消渴者，多变聋盲疮癣痤痱之类，皆肠胃燥热怫郁，水液不能浸润于周身故也。或热甚而膀胱怫郁，不能渗泄，水液妄行而面上肿也。"从消渴所致的并发症疮癣痤痱、水肿来看，均是由燥热怫郁日久、耗伤真阴所致。张从正所论消渴的成因是在综合前贤之论的基础上而提出的，其言渴亦有三，"有甘之渴，有石之渴，有火燥之渴"。其所谓甘之渴，显然是取法于"此人必数食甘美而多肥也"；石之渴，取义于"由少服五石，石热结于肾也"；而火燥之渴显系承袭河间的消渴燥热之说。李东垣认为，消渴的主要病因为"数食甘美而多肥"，《东垣十书》中指出，"饮食失节，伤之重者必有渴"。他认为病机有二：一是津血不足，二是血中伏火。朱丹溪把"阳常有余，阴常不足"用于对消渴的论治，他认为消渴乃"三焦受病也"，其中气实血虚、阳余阴亏是它的发病基础。

清代医家黄元御、郑钦安认为，消渴之病责之于肝。黄元御在《四圣心源·消渴》中说："消渴者，足厥阴之病也，厥阴风木与少阳相火为表里。木之性专欲疏泄……疏泄不遂，相火失其蛰藏。"又在《素灵微蕴·消渴解》说："消渴之病，则独责肝木而不责肺金。"郑钦安在《医学真传·三消症起于何因》中说："消症生于厥阴风木主气，盖厥阴下水而上火，风火相煽，故生消渴诸症。"

（三）消渴治法的论述

《黄帝内经》在治疗方面，强调消渴患者要禁食膏粱厚味和芳草、石药等燥热伤津之品。如《素问·腹中论》谓："数言热中、消中，不可服膏粱、芳草、石药。"并指出可用性味辛平、能生津止渴的兰草治疗。

张仲景在《金匮要略》中认为，胃热肾虚是导致消渴的主要机理，并提出治法，首创白虎加人参汤等治疗方剂，至今仍为治疗消渴的有效方剂。《金匮要略》言："男子消渴，小便反多，以饮一斗，小便一斗，肾气丸主之。"以肾气丸治下元不固之消，开辨证论治之先河。

晋朝医家皇甫谧在《针灸甲乙经》中不仅提出可以用针刺的方法治疗消渴，而且还记载了针刺的穴位，"消渴嗜饮，承浆主之；消渴，腕骨主之；消瘅善饥……太溪主之"。

隋朝巢元方提出导引和散步是治疗消渴的"良药"，主张饭前"先行一百二十步，多者千步，然后食之"，已初步认识到运动疗法的重要意义。

唐朝孙思邈在《备急千金要方》立清热泻火，生津止渴之大法，创立玉泉丸、黄连丸，建立滋阴清热治疗消渴的基本法则。同时认识到本病治愈较难，常复发，"服枸杞汤即效，但不能常愈"。《备急千金要方》收载治疗消渴的方剂达52首，其中以天花粉、麦冬、地黄、黄连等清热生津之品为多。他还明确提出了消渴采用灸法的适应证和禁忌证，在《备急千金要方·消渴》中指出："消渴咽喉干，灸胸膛五十壮，又灸足太阳五十壮""凡消渴病人经百日以上者，不得灸刺，灸刺则于创上漏脓水不歇，遂成痈疽，羸瘦而死，亦忌有所误伤"。孙思邈也非常重视运动疗法，他认为"虽常服饵而不知养性之术，亦难以长生也。养性之道，常欲小劳但莫大疲及强所不能堪耳""流水不腐，户枢不蠹，以其运动故也"。王焘在《外台秘要》中认为"不能饱食便卧，亦不宜终日久坐……人欲小劳，但莫久劳疲极……食毕即行步，稍畅而坐卧"。他在饮食控制方面提出了具体要求，主张"先候腹实，积饥乃食"，反对患者过多饮食，"食欲得少而数，不欲顿而多"，即提倡少食多餐。并宜食后"即须行步"，不宜"饮食便卧，终日久坐"，还主张患者做适当的体力劳动，"人欲小劳，但莫久劳疲极也"。《外台秘要》记载治疗消渴的方剂47首，药味有98味之多。

宋朝王怀隐著《太平圣惠方》，将消渴分为14种类型进行论治，载方177首，常用药物有人参、天花粉、黄连、甘草、麦冬、知母、地黄等。

金元时期，刘完素提出"三消"治则是"补肾水阴寒之虚，而泻心火阳热之实，除肠胃燥热之甚，济人身津液之衰"。他推崇白虎、承气诸方，所创宣明黄芪汤，意在补肺气以布津液。刘完素论治，多偏于寒凉，补充发展了用寒凉药治疗本病的经验。朱丹溪更发展了刘完素三消燥热学说，在《丹溪心法·消渴》中指出治消当"养肺、降火、生血为主"。三消学说自此形成一套以养阴为主的治疗体系。

明朝张景岳的《景岳全书·三消干渴》曰："阴虚之消，治宜壮水，固有言之者矣。"指出下消用大补阴丸、六味地黄丸。《石室秘录·内伤门》谓："消渴之证，虽有上中下之分，其实皆肾水之不足也。"陈士铎创制引火升阴汤、合治汤等方剂，总以补肾水之不足为主。李梴于《医学入门·消渴》中谓："治渴初宜养肺降心，久则滋肾养脾。盖本在肾，标本肺，肾暖则气上升而肺润，肾冷则气不升而肺焦，故肾气丸为消渴良方也。"李梴主张重视补脾益肾，于《医学入门·消渴》中谓："心肾皆通乎脾，养脾则津液自生，参苓白术散是也。"周之干治消渴亦强调以调养脾胃为主，特别重视养脾阴。如《周慎斋遗书》中云："盖多食不饱，饮多不止渴，脾阴不足也""专补脾阴不足，用参苓白术散。"清朝徐灵胎在《医贯砭·消渴论》中提出命门火衰而致消渴的观点，指出"人之水火得其平，气血得其养，何消之有？其间摄养失宜，水火偏胜，津液枯槁，以致龙雷之火上炎，熬煎既久，肠胃合消，五脏干燥……故治消之法，无分上中下，先治肾为急，惟六味、八味及加减八味丸随证而服，降其心火，滋其肾水，则渴自止矣"。

(四) 孟河医派对消渴的认识

费伯雄在《医醇賸义》中指出："上消者……当于大队清润中，佐以渗湿化痰之品，盖火盛则痰燥，其消烁之力，皆痰为之助虐也，逢原饮主之；中消者……入胃中与火相乘，为力更猛，食入即腐，易于消烁……清阳明之热，润燥化痰，祛烦养胃汤主之；下消者，肾病也……急宜培养真阴，少参以清利，乌龙汤主之"。患者素体阳盛，或感受湿热之邪，或外感风寒从阳化热，致肺热炽盛，损伤阴津，使肺之津液枯涸，肺气不畅，通调失职，水湿停聚成痰，痰热相搏，缠绵不去，形成上消。临床症见口渴多饮，舌干咽燥，尿频量多，舌红，脉数。费伯雄治疗上消主张"当于大队清润中，佐以渗湿化痰之品"，自拟逢原饮，方用沙参、麦冬、玉竹、梨汁润肺养阴；天冬、胡黄连、石斛滋阴除热；蛤粉、贝母清肺化痰，半夏、陈皮理气祛湿。诸药配合，滋阴生津，清热化湿，临床用之，常获显效。费伯雄治疗中消主张"清阳明之热，润燥化痰"，自拟祛烦养胃汤，方用石斛、沙参、麦冬、玉竹、甘蔗益胃生津；石膏、天花粉清热止渴；佐以陈皮、半夏燥湿化痰；山药、茯苓健脾化湿。如此配伍，临床用之，每能中的。费伯雄治疗下消主张"急宜培养真阴，少参以清利"，自拟乌龙汤，方用龟板、生地黄滋阴清热；天冬、沙参养阴润燥；女贞子、山药养阴补肾；泽泻、车前子、黑料豆、蛤粉利尿泄热；茯苓利水渗湿。诸药共用，治疗下消，颇有疗效。

丁甘仁治疗消渴，以《伤寒论》《金匮要略》方论为主，并结合金元以来各家之长，辨证精当，处方有则。《丁甘仁临证医集》中详细记录了其对消渴的论治，谓："消渴证，古称三消为火病也，须分上中下治之。多饮为上消，多食为中消，多溲为下消。"丁甘仁论三消病因病机，引《古今录验》言："一渴而饮水多，小便数，其脂似麸片甜者，此是消渴病也；二吃食多，不甚渴，小便少似有油而数者，此是消中病也；三渴水不多，但腿肿，脚先瘦小，阴痿弱，数小便，此肾消病也。特忌房劳。"丁甘仁通常认为上消在肺，肺气焦满，水源告竭，咽燥烦渴，饮水不休，肺火炽盛，阴液消亡，宜大剂清润之中佐以化痰之品，盖火盛则痰燥，其消烁之力，痰为之助也。如南沙参、北沙参、天冬、麦冬、石斛、玉竹、胡黄连、蛤粉、贝母、半夏、陈皮、枇杷叶、生梨汁等。中消属胃病，胃为阳土，痰入胃中与火相结，其力尤猛，食入即易消烁。宜清胃润燥化痰，如鲜石斛、石膏、天花粉、北沙参、麦冬、山药、玉竹、半夏、陈皮、蔗汁等。下消属肾，肾阴既耗，孤阳无依，水亏则火旺，于是饮一溲一，或饮一溲二，浑如膏脂而尿甜者，腿股枯瘦。宜培养真阴，加清利之品，如龟板、生地黄、天冬、五味子、沙参、牡蛎、蛤粉、知母、女贞子、黑料豆、山药、茯苓、泽泻、车前子、猪肾汤、鲜藕煎汤代水等。无论三消在何病位，丁甘仁均以养阴药为主，再结合上消、中消、下消的不同病症特点，分别予以生津化痰、润燥化痰、培补真阴。丁甘仁认为，"盖三消以肾为主，善治三消者，必补肾水真阴之虚，兼泻心火柔肝阳，除胃中燥热之邪，俾得水升火降，阴阳既济，则阴胜阳消，三消可治矣"。张仲景认为胃热肾虚是导致消渴病的主要病机，丁甘仁认同此病机，胃热则过度蒸腐食物，消谷善饥；肾虚则阴虚火旺伤津液，易致燥。丁甘仁在此基础上有所发挥，治疗上不仅滋补肾水，清泻胃热，以养阴润燥为治疗大法，更注意他脏影响消渴发病之因素，兼顾清泻心火、柔顺肝阳，使得肾水得以上升、邪火得以下降。阴平阳和，各脏得以恢复正常。

七、遗　　精

（一）遗精相关病名的历史沿革

有关遗精的记载，最早见于《黄帝内经》。《黄帝内经》称本病为"精时自下"。《灵枢·本神》曰："恐惧而不解则伤精，精伤则骨酸痿厥，精时自下。"指出过度恐惧是遗精的重要原因。

汉朝张仲景称本病为"失精"。《金匮要略》曰："夫失精家少腹弦急，阴头寒，目眩、发落、脉极虚芤迟，为清谷，亡血，失精。"并提出了遗精阴阳两虚证的证候及治疗方药——桂枝加龙骨牡蛎汤，弥补了《黄帝内经》略于方药之不足。

隋朝巢元方称本病为"梦泄精",在《诸病源候论·虚劳病诸候》中记载:"肾虚为邪所乘,邪客于阴,则梦交接。肾藏精,今肾虚不能制精,故因见闻而精溢出也。"指出本病的病机有肾气虚弱和见闻感触。

唐宋以后,多称为"遗精",并已有梦遗和滑精之分。宋朝许叔微提出了"遗精"和"梦遗"的名称,在其所撰《普济本事方》载:"治遗精梦漏,关锁不固,金锁丹。""大智禅师云,梦遗不可全作虚冷,亦有经络热而得之。"

"滑精"之名出自明朝王肯堂《证治准绳·遗精》,其曰:"盖梦与鬼交为梦遗,不因梦感而自遗者为滑精,然总之为遗精也。"明确指出了以有梦和无梦区分遗精为"梦遗"和"滑精",作为统一病名,得到广泛认可,并沿用至今。

(二)遗精病因病机的论述

《素问·六微旨大论》曰:"相火之下,水气承之……君火之下,阴精承之。"心主藏神,气交于肾,凡劳神过度,暗耗心阴,心阳独亢,心火久动,则心火不能下交于肾,肾水不能上济于心,心肾不交,于是君火动越于上,肝肾相火应之于下,水亏火旺,扰动精室而遗。《黄帝内经》曰肾为"封藏之本"。青年早婚,或者恣情纵欲,或者少年无知,手淫无度,导致肾精不藏;肾阴虚则相火偏旺,扰动精室,使封藏失职;肾精又是肾脏气化的产物,肾气虚则精关不固,精关失约而自遗。

隋朝巢元方在《诸病源候论·虚劳病诸候上》指出:"肾虚为邪所乘,邪客于阴,则梦交接。肾藏精,今肾虚不能制精,因梦感动而泄也""肾气虚弱,故精溢也。见闻感触,则动肾气,肾藏精,今虚弱不能制于精,故因见闻,而精溢出也"。

宋朝张杲在《医说》提出遗精病因"脑中风冷"说:"有人梦遗精,初有所见,后来虽梦中无所见,日夜不拘,常常遗漏,作心气不足,服心气药无验;作肾气虚,补肾药亦无验。医问患者觉脑冷否,应之曰:只为脑冷。服驱寒散(方无)遂安。盖脑者诸阳之会,髓之海。脑冷则髓不固,是以遗漏也。有此疾者,先去脑中风冷,脑气冲和,兼服益心肾药,无不愈。"

元朝朱丹溪在《格致余论·阳有余阴不足论》指出:"主闭藏者肾也,主疏泄者肝也。两者皆有相火,而其系上居于心。心,君火也,为物所感则易动,心动相火也动,动则精自走。相火贪然而起,虽不交会,也暗流而疏泄也。"朱丹溪是历史上第一位由君相二火关系阐发遗精病机的医家。朱丹溪继承了刘完素"五志所伤皆热"的观点,认为情志剧变可引起"五性厥阳之火",这是导致相火妄动的因素,故称"相火易起,五性厥阳之火相煽则妄动矣",因为心为君火,可引动下焦肝肾所藏之相火。后世医家在继承朱丹溪君相二火理论的基础上,各有发挥与侧重,对心肾不交病机论述颇为丰富。

明朝赵献可在《医贯·先天要论·梦遗并滑精论》指出:"肾之阴虚则精不藏,肝之阳强则火不秘,以不秘之火加肾不藏之精,有不梦,梦即泄矣。"明朝戴元礼《证治要诀·遗精》言:"有色欲太过,而滑泄不禁者。"赵献可说其属于阴虚阳亢,戴元礼说其属于阴阳两虚,下元虚惫。明朝张景岳在《景岳全书·杂证谟·遗精》中非常重视宁心君的原则,其指出:"盖遗精之始,无不由乎心。正以心为君火,肾为相火,心有所动,肾必应之……以致君火摇于上,相火炽于下,则水不能藏,而精髓以泄。"又说:"盖精之藏制虽在肾,而精之主宰在心,故精之蓄泄,无非听命于心。苟知惜命,先须惜精;苟欲惜精,先宜净心。"张景岳又指出:"有值劳倦即遗者,此筋力有不胜,肝脾之弱也""有因用心思索过度而遗者,此中气有不足,心脾之虚陷也",此强调凡中气不足,心脾气虚之人,每因劳倦太过,气伤更甚,或思虑过度,心脾受伤,致使中气不足,脾虚气陷,气不摄精,而发生遗精。明朝孙文胤在《丹台玉案·痨瘵门》载:"至于梦遗鬼交……君火一动,相火从之,而梦遗鬼交之病起矣。"明朝黄承昊《折肱漫录·遗精》亦云:"梦遗之证,其因不同……非必尽因色欲过度,以致滑泄,大半起于心肾不交。"明朝龚信纂辑的《古今医鉴·遗精》曰:"夫梦遗滑精者,世人多作肾虚治……殊不知此证多属脾胃,饮食厚味,痰火湿热之人多有之。"沈金鳌撰《杂病源流犀烛·遗泄源流》曰:"有因饮酒厚味太过,痰火为殃者……有因脾胃湿热,气不升清,而分注膀胱者,亦混浊稠厚,阴火一动,精髓而出。"皆言脾胃酿生湿热,扰动精室为遗精病机。明朝李中梓提出"五脏遗精"说,分称肝遗、心遗、脾遗、肺遗、肾遗,并提出各自症状与相应方药。《医宗必读·遗精》言:"若乎五脏各得其职,则精藏而治。苟一脏不得其正,甚者必害心肾之主精者焉……如心病而遗者,必血脉空虚,本纵不收;肺病而遗者,必皮革毛焦,喘息不利;脾病而遗者,色黄肉消,四肢懈惰;肝病而遗者,色青而筋萎;肾病而遗者,色黑而髓空。"阐述了五脏遗精的临床表现。

清朝名医尤怡所著《金匮翼·梦遗滑精》所云:"动于心者,神摇于上,则精遗于下也。"强调君相火旺,心肾不交。清朝张璐撰《张氏医通·遗精》曰:"脾胃湿热之人及饮酒厚味太过,与酒客辈,痰火为殃,多致不梦而遗泄。"强调外感湿热或者饮食不节,醇酒厚味,损伤脾胃,运化失司,酿湿生热,或蕴痰化火,湿热痰火流注于下,扰动精室,发生精液自遗。清朝李用粹继承了明代李中梓的"五脏遗精"说,其在《证治汇补·遗精》曰:"五脏各有精,肾则受而藏之,故遗精之病,五脏皆有,不独肾也。"

(三)遗精治法的论述

《素问·六节藏象论》曰:"肾者主蛰,封藏之本,精之处也。"又曰:"肾者主水,受五脏六腑之精而藏之。"肾虚而精关不固,所当固肾。

针灸是非常有效且被广泛应用的治疗遗精的方法之一,遗精的针灸治疗,最早见于《黄帝内经》,《灵枢·本神》载:"恐惧而不解则伤精……精时自下……是固用针者,察观病人之态,以知精神魂魄之存亡,得失之意。"晋朝多用取单穴,如皇甫谧《针灸甲乙经》载:"丈夫失精,中极主之。"

唐朝孙思邈在《备急千金要方》中指出"心者,火也,肾者,水也,水火相济"。心主藏神,气交于肾。心肾不交,君火动越于上,肝肾相火应之于下,水亏火旺,扰动精室而发生的遗精,治当滋阴降火,交通心肾。孙思邈对遗精针灸治疗多从虚辨证,多用灸法。如《备急千金要方》记载:"梦泄精,灸三阴交二十七壮,梦断神良""男子失精,膝胫疼痛冷,灸曲泉百壮"。

宋朝窦材撰《扁鹊心书·梦泄》言:"凡人梦交而不泄者,心肾气实也;梦而即泄者,心肾气虚也。仲景云:阴寒精自出,酸削不能行。可知精之不固,由于阳之不密。先生云:肾气虚脱,寒精自出,则温补下无为得法矣。世医苟明此理以治遗精,必不专事寒凉而致人夭枉矣。"就指出肾阳虚遗精当以温补下元为法。宋朝王执中所著《针灸资生经》曰:"阳气虚惫,失精绝子,宜灸中极。"

元朝朱丹溪在《丹溪心法·遗精》中曰:"专主乎热。带下与脱精同治法,青黛、海石、黄柏。"针对湿热下注,扰动精室而发生的遗精多用清热、利湿、化痰诸法。

明朝医家龚居中在《红炉点雪·梦遗滑精》曰:"有下元虚弱,精神荡溢而遗者，此肾衰不摄，玉关无约，而精乃妄泄。法当君以补肾，佐以涩精也。"《秘传证治要诀及类方》言："失精梦泄……若审是色欲过度，下元虚惫，滑泄无禁，宜正元饮加牡蛎粉、肉苁蓉各半钱，吞养气丹，或灵砂丹，仍佐以鹿茸丸、山药丸、大菟丝子丸、固阳丸之类。"李中梓在《医宗必读·水火阴阳论》中云："火性炎上，故宜使之下，水性就下，故宜使之上。"明朝武之望在《济阳纲目·遗精》中曰："使水火既济，阴阳冲和，然后火不上炎而神自清，水不下渗而精自固矣。"明朝虞抟《苍生司命·梦遗滑精》言："思想用心二症，宜分治之，早进补肾涩精丸，晚服天王补心丹、安神丸，使心肾交而水火既济也。""气虚者举之，补中益气汤加补肾降火药。"又言："脾胃虚弱，用参苓白术散、二仙丹。远行劳倦，用补气血药为君，加莲须、芡实、山药。"明朝龚廷贤《万病回春·信集·遗精》言："心肾不交者，用水火分清饮。心气虚热者，用清心莲子饮。"在《寿世保元·戊集·遗精》又曰："心有所慕而作梦遗，此君火既动，而相火随之，治在心。"并提出方药黄连清心汤，为后世交通心肾常用方。《万病回春·信集·遗精》说："脾胃气虚者，用补中益气汤加山茱萸、山药。思虑伤脾者，兼用归脾汤加山茱萸、山药。"提出了调补心脾，益气固精的治则治法。

清朝程国彭《医学心悟》提出的"萆薢分清饮"功效为"清热利湿，分清浊""主赤白浊，淋病"。为后世治疗湿热遗精的主要用方。清代叶广祚在《采艾编》中记载了对遗精针灸常用腧穴："灸肾俞、胞肓、至阴、中极（俱失精），关元（不觉遗溺），然谷（精漏）。"清朝廖润鸿《针灸集成》曰："梦与人交泄精，三阴交三七壮；梦断百日后更灸五十壮，则无复泄精。"清朝叶天士《种福堂公选良方》言："治遗精方。文蛤研细末，以女儿津调贴脐内立止。"

文献也记载了本病预防和治疗方法中有关夜卧体位和导引运气等方法。明朝王玺《医林类证集要》载："一法治遗精白浊，诸冷不生，戌亥间阴旺阳衰之际，一手兜外肾，一手搓脐下八十一次，然后换手，每手各九次……二法治遗精，以床铺安短窄，卧如弓，弯二膝并脐缩，或左或右侧卧，用手托阴囊，一手伏丹田，切须宁心净卧，戒除房事思欲之事，若固不泄，可保身安。"张锡纯在《医学衷中参西录》记载本病运气疗法："曾见方书载有人患此病百药不效，有僧教以自尾闾（脊骨尽处）将气提起如忍大便之状，且耸肩缩颈如用力顶重物，其病遂愈。"

(四) 孟河医派对遗精的认识

孟河费伯雄认为，遗精病机总属本虚标实，肾水亏，脾气虚，相火旺，湿热盛。其中本虚以肾阴亏虚、肝肾阴虚为主，尚有脾气亏虚，不能固摄，心阳不足，心肾不交。标实有肝阳入客下焦，相火鼓动精房，以致精宫不固，发为遗精；多饮茶水，入夜遗精，则是因湿热耗伤阴液。费伯雄辨治遗精的治则为补虚泻实，补虚有滋补肝肾、益肾健脾固摄、交通心肾、固本和营等，泻实包括清泄相火、清利湿热、清平肝阳等。

马培之认为，遗精的病机总属阴虚火旺或气虚不摄，其中主要包括：心肾营阴亏虚，龙雷之火不藏，并夹有湿痰，精得热而动；心肾不交，肾水耗竭，上不制君火，中不能养肝，下不能滋肾，故相火上炎，导致精关不固；脾肾亏虚，脾气不能固摄，精气自泄。马培之临证辨治遗精采用补虚泻实的治则，补虚针对肝肾阴虚，脾肾气虚，分别给予滋补肝肾，健脾固肾；泻实针对湿热、湿痰、亢实君火，分别给予清热利湿，祛湿化痰，清泻君火。

丁甘仁认为，精生于气，藏于肾，主于心，役于神，神动则精遗；尚有肾阴不足，相火偏旺，导致精关不固。因此，丁甘仁认为遗精与肾、心、肝密切相关，肾阴亏虚，心神扰动，相火偏旺为主要病机。丁甘仁辨治遗精采用补虚泻实的治则，壮水之主以制阳光。具体治法有益气养阴，安神固泄法；滋肾固精，清泻相火；育阴清肝，固摄精房。

邹云翔对遗精的认识，推崇沈金鳌《尊生书》，遗精为"肾虚火病"，虚火流行，致精海脱滑，虚火包括心火、肝火、肾火。虽为肾系病症，肾虚所致，但五脏皆可致本病。各脏所致疾病表现不一，心病血脉空虚，肺病皮革毛焦，脾病色黄内消，肝病色青筋痿，肾病色黑体空。遗精病因多样，包括思虑、色欲过度、壮年盛满、饮酒厚味等。邹云翔辨治遗精采用阳虚者宜补气，阴虚者宜益精，阳强者急泻火，困于湿热者导湿为先的治则。具体治法亦有次第：凡精滑易泄，涩之；涩之无功，当泻火清理之；而又无功，宜以补中益气为主，兼用升举、甘缓、酸收法。

邹燕勤认为，遗精虽病因繁多，但病机总属精关不固，具体辨证有虚实之分，或有虚实夹杂。具体病机主要有肾气阴两虚，精关不固，加之下焦湿热，相火妄动，扰动精房；心肾不交，君相火旺；心脾气虚，气不固摄；肝肾阴虚，阴虚火旺。邹燕勤治疗遗精以益肾固摄为治则，益肾是继承父亲邹云翔"保肾元"的学术思想，维护肾气，调摄阴阳，补肾既不能过于温燥，也不能过于滋腻，力求详辨阴阳。对于有湿热扰动精房者，则采用和络清利的治法，清利之药注重不能戕害已虚之气阴。

孙伟认为，遗精属本虚标实，本虚的主要病机为脾肾气虚，脾气下陷，肾气不固，精液自遗，标实证主要夹有瘀血。孙伟临床辨治遗精采用补虚泻实法，健脾补肾，益气升提固摄，辅以活血化瘀通络，瘀血又可分为络伤血瘀、阳虚血瘀，痰瘀阻滞，分别设立治法，通因通用。

用药方面，孟河医派选用的方剂有桂枝龙骨牡蛎汤、小建中汤、玉池汤、灵雪丹、十补丸、秘精丸、五子衍宗丸等。孟河医派辨治遗精的特色用药穞豆衣、白薇、鱼鳔、玄精石、毛燕、淡菜、秋石等。穞豆衣味微甘，性凉，归脾、肺、肾经，具有养血平肝的功效，针对遗精相火偏亢的病机。白薇味苦、咸，性寒，归肺、胃、肝经，具有清虚热、养阴的功效。鱼鳔味甘性平，归肾、肝经，为血肉有情之品，具有补肝肾、养血止血的功效，《本经逢原》以鳔胶合沙苑蒺藜名聚精丸，可见鱼鳔为固精要药。玄精石味咸，性寒，归肾、脾、胃经，具有滋阴降火、软坚、消痰、益精气的功效。毛燕味甘性平，归肺、胃、肾经，具有养阴润燥，益气补中，化痰止咳的功效，《本草从新》称其为"调理虚损痨瘵之圣药"。淡菜味甘、咸，性温，归肝、肾经，具有补肝肾、益精血的功效，《随息居饮食谱》载其"补肾，益血填精"。秋石主要取其滋阴降火功效，贴合遗精相火偏旺的病机。

八、关　　格

(一) 关格相关病名的历史沿革

"关格"一词最早见于《黄帝内经》，《素问·六节藏象论》曰："故人迎一盛病在少阳，二盛病在太阳，三盛病在阳明，四盛已上为格阳。寸口一盛病在厥阴，二盛病在少阴，三盛病在太阴，四盛已上为关阴。人迎与寸口俱盛 4 倍以上为关格。关格之脉羸,不能极于天地之精气,则死矣。"《灵枢·脉度》曰:"阴气太盛则阳气不荣也,故曰关。阳气太盛则阴气弗能荣也,故曰格。阴阳俱盛,不得相荣,故曰关格,不得尽期而死也。"《难经·三十七难》曰:"邪在六腑,则阳脉不和;阳脉不和,则气留之;气留之,则阳脉盛矣。邪在五脏,则阴脉不和,阴脉不和,则血留之;血留之,则阴脉盛矣。阴气太盛,则阳气不得相营也,故曰格,阳气太盛,则阴气不得相营也,故曰关。阴阳俱盛,不得相营也,故曰关格。关格者,不得尽其命而死矣。"这是有关"关格"的最早论述。《素问》是指关阴格阳之脉;《灵枢》与《难经》是说阴阳之气偏盛,不能相营。但共同点在于"关格"之出现即当为较危重之证候。

汉朝张仲景首次以关格为病名阐述。《伤寒论》曰:"寸口脉浮而大,浮为虚,大为实。在尺为关,在寸为格,关则不得小便,格则吐逆""趺阳脉伏而涩,伏则吐逆,水谷不化,涩则食不得入,名曰关格"。明确提出关格是以小便不通和呕吐为主症的疾患。

晋朝葛洪首先提出关格是指二便不通。《肘后备急方》云:"二便关格,二三日则杀人。"

隋朝巢元方所论关格当源自葛洪,明确是指二便不通,即"大便不通谓之内关;小便不通谓之内格;二便俱不通,为关格"。(《诸病源候论·关格大小便不通候》)。巢元芳认为,关格是荣卫不通,阴阳气不和,痞结于腹中所致。巢元芳的观点一直沿袭到北宋。

明朝张景岳在《景岳全书·关格论》中说:"察其(关格)证,而实即劳损之别名。"认为关格是劳损的严重阶段。李中梓将古义与变义之"关格"结合起来谈,他在《病机沙篆·关格》中说"关者阴盛之极,故关闭而溲不得通也。格者阳盛之极,故格拒而食不得入也。"

清朝沈金鳌认为,"关格,即《黄帝内经》三焦约病也。约者不行之谓,谓三焦之气,不得通行也。惟三焦之气不行,故上而吐逆为格,下而不得大小便曰关"(《沈氏尊生书》)。清代怀远亦认为,"关格症,上则格而不入,下则闭而不得,乃阴阳偏胜之候,亦阴阳离绝之证也"(《古今医彻·杂症·关格》)。李用粹在《证治汇补·癃闭附关格》中说:"既关且格,必小便不通,旦夕之间,陡增呕恶;此因浊邪壅塞三焦,正气不得升降,所以关应下而小便闭,格应上而生呕吐,阴阳闭绝,一日即死,最为危候。"对关格的症状、病机、预后论述很接近于临床，多被现代中医论治关格时所用。

关格在现代中医临床上是指与西医学肾衰竭，特别是慢性肾衰尿毒症期相类似的疾患，临证可见呕吐拒食、二便齐闭等危症，故当代名医岳美中分析说："肾为胃关，职司开合，肾气从阳则开，从阴则合……脉细肢凉，显然阳气衰微，不能温养四肢。肾关因阳微而不能开，遂成尿闭。病在少阴，故用真武汤鼓阳利尿，肾关得阳则开，尿毒之患可解。"（《岳美中医话》）

（二）关格病因病机的论述

关格之病因病机，《黄帝内经》和《难经》均认为是"阴阳俱盛，不得相荣"。明朝李中梓在《病机沙篆·关格》中言："关者阴盛之极，故闭关而溲不得通也。格则阳盛之极，故格拒而食不得入也"，是阴阳相互离绝的危象。

《伤寒论》中有"邪气隔拒三焦"之说，并有肾气丸治小便闭之议及虚劳之论。故喻嘉言《医门法律·关格论》谓张仲景论关格"复开三大法……大概在顾虑其虚矣"。显然，张仲景已认识到"虚"和"实"（三焦被邪气阻遏）并存当是关格的病机要点。《中藏经·论水肿脉证生死候》云："又三焦壅塞、荣卫闭格、血气不从、虚实交变，水随气流，故为水病……良由上下不通、关窍不利，气血痞格，阴阳不调而致，其脉洪大者死，久不愈之病。"明确地指出了关格为水病，并且论及了关格的主要病机和预后。《诸病源候论》中载有"三焦约"。《证治汇补》云："既关且格，必小便不通，旦夕之间，徒增呕恶，此因浊邪壅塞三焦，正气不得升降。"着重强调了浊阻三焦，气化不行所致的格拒之象。

唐朝以后关格的病因病机更为充实，还涉及肝、脾、肾、肺、大肠、小肠等。唐代王焘《外台秘要》首先提出外感风寒亦可引起关格，"风寒冷气入肠……或小肠有气急，为关格病"。北宋王怀隐总结了关格有三种病因：一是"阴阳不和，荣卫不通"；二是"阴阳气结，气不行于大小肠"；三是"风邪在于三焦"。张元素则认为"关者甚热之气，格者甚寒之气，是关者无由之出，格者无入之理。寒在胸中，遏绝不入，热在下焦，填塞不出"。李东垣明确提出"皆邪热为病也"。朱丹溪则认为本病为"有痰"和"中气不运"。张景岳认为"总由酒色伤肾，情欲伤精，以致阳不守舍……最危之候也"。张景岳以肾虚为其发病之本，《医学衷中参西录》中提出了肺胃病变的新见解。

(三) 关格治法的论述

关格病证其"主"为脾肾阳虚,"客"为浊邪内蕴。《证治准绳·关格》记载其总的治疗原则为"治主当缓,治客当急"。故在治疗关格病中,运用"缓"之法应该以维护肾元为主,温补脾肾之阳,用药宜刚柔相兼,缓缓补之,忌用大剂量的峻补之品。运用"急"之法,应以泄浊化痰为主,因浊为阴邪易伤阳气,浊不去则阳不复,浊邪郁久可成毒,故当急祛之,使浊从大便出。

唐朝以前只有关于关格的脉、证论述,《备急千金要方》中首次提出了"关格方"(芒硝、乌梅、桑皮、芍药、杏仁、麻仁、大黄)及温脾汤。《太平圣惠方》中收录了关格九方,《圣济总录》中载有治上焦的黄芩汤,治中焦的茯苓丸,治下焦的木香饮等。《玉机微义》的滋肾通关丸(黄柏、知母、肉桂)至今仍被广泛运用。

明清时期针对情志因素导致的关格病证运用逍遥丸等疏肝理气。赵献可认为,关格因阴寒所致,必用温通治法以驱逐阴寒。《景岳全书》中记载:"关格证,凡兼阳脏者必多热,宜一阴煎、左归饮;兼阴脏者必多寒,宜大营煎、右归丸;若不热不寒,脏气本平者,宜五福饮、三阴煎及大补元煎之类主之。"吴又可《瘟疫论》中说:"瘟疫愈后,脉证俱平。大便两三旬不行,时时作呕,饮食不进,虽少与汤水,呕吐愈加,此为下格。宜调胃承气汤热服,呕吐立止,所谓欲求南风,须开北户是也。"所谓格者,即隔也。糟粕隔于下,浊气逆于上,临床所常见,故清代医家徐大椿在《兰台轨范·关格》中云:"当于通便止呕方法随宜施治可也。"清喻嘉言《医门法律·关格门》指出:"凡治关格病,不知批郤导窍,但冀止呕利溲,亟治其标,技穷力竭,无益反损,医之罪也。"喻嘉言这里提到关格治标治本的问题,至关重要。喻嘉言认为,治疗关格要辨脉之阳虚阳实、阴虚阴实,创立了"批郤导窍"原则,开通疏利,因势利导,使邪有出路,并且自拟了进退黄连汤、资液救焚汤两方治疗关格。清朝《陈莲舫医案》一书中凡治关格,大都有用半夏、陈皮、当归、芍药四味,认为关格病机虽颇复杂,但总以肝气失疏,胃不和降,气机逆乱居多,故治法重在理气和胃、柔肝养肝,使肝气条达,胃气和降,可望便通呕减,关格渐开。《张氏医通》运用启峻汤治疗本病。《医学心悟》记有关格由肝脾传至肾,遂用温肾退黄之茵陈术附汤加味治之。

纵观古今治疗验案，多以通腑降逆法治疗急危重症的关格。大承气汤的运用在宋朝已有记载，这正体现了通腑泄浊、急下存阴的思想。如龚廷贤在《寿世保元》言："阴阳关格，前后不通，寻常通利大腑，小水自行，因腑气一通，逆气即降，呕逆自止，小便畅通，关格之证即解。"另有调和三焦的治疗思想，因三焦为全身气机之原始，气机阻滞则阴阳不相顺接，如《中藏经·论三焦虚实寒热生死顺逆脉证三法》中认为，三焦"总领五脏六腑，营卫经络，内外左右上下之气也，三焦通则内外左右上下皆通也"。宗"上窍开则下窍通""身汗得后利，则实者活"的理论运用提壶揭盖法，从肺肾相关论治，亦效。

（四）孟河医派对关格的认识

孟河医派所说的关格与张仲景所说的关格是不一样的。费伯雄在《医醇賸义·关格》中说："始则气机不利，喉下作梗；继则胃气上逆，食入作吐；后乃食少吐多，痰涎上涌，日渐便溺艰难。"很明显，费伯雄认为关是大小便均不通，并非单纯指小便不通，而且关格的形成是先有呕吐而后见二便不通，是呕吐不止而渐见大小便不通。此种关格之表现可见于反胃、噎膈、呕吐之证的后期，亦为危重之证。

孟河医派对于关格的病因病机也有详细的论述。《医醇賸义·关格》云："尝见患此症者，多起于忧愁怒郁，即富贵之家，亦多有隐痛难言之处。"明确指出情志不遂是致病的关键。对于格的形成，费伯雄论述道："此缘心肝两经之火煎熬太过，营血消耗，郁蒸为痰；饮食入胃，以类相从，谷海变为痰籔，而又孤阳独发，气火升痰，宜其格而不入也。"综观《医醇賸义·关格》全文，费伯雄认为关格的病因为情志不遂，忧愁怒郁。病机有三，一为情志不畅，肝失条达，疏泄无权，横逆犯胃，胃气上逆而致格；二为气郁化火，心肝火旺，煎熬津液为痰，痰浊阻胃，脾胃运化失司，饮食不归正化，酿生痰饮，积于中脘，痰气上逆而致格；三为气郁生火，耗阴伤液，日久及肾，肾阴亏虚，虚火上炎，燔灼于胃，胃阴不足，失于润降，不能承受水谷而致格。食少吐多，津液日耗而致关，即出现大小便不通。总之，阴液亏损是本，气、火、痰三者上逆为标。关于本病的病位，费伯雄特别强调"实由于中上焦，而非起于下焦"，费伯雄所说的关格病变主要在胃，涉及心、肝、肾。

对关格的治疗，费伯雄云："愚则以为所重者尤在于上。苟在上之格者能通,则在下之关者亦无不通。"从他的论述中可以看出,他强调治上即治格,上通则下通,无格则无关,关格病即可消除。盖费伯雄所论的关格是格在关之前,先有呕吐而后渐见大小便不通,强调治格确实抓住了治疗的关键。治疗惟以至和,说的是治疗上要特别注意调养营卫,这是治本之法,因为营卫受损,虚火上炎格不除,则下源涸竭关难消,故必须调养营卫,滋阴生津,"导以大顺",就是应使上逆之气、火、痰下行,即"使在上者能顺流而下",则呕吐自止;呕吐一除,津液得以保存,加之饮食可入,二便自调,即"下者亦迎刃而解矣"。根据病机的不同,配以三种不同的治疗法则,一为平肝理气,二为和胃化痰,三为清君相之火。费伯雄精心创制了治疗关格的四方。肝气犯胃,食入作吐,宜解郁和中,用归桂化逆汤治疗。方中以当归、白芍养血柔肝,调养营卫;肉桂鼓舞气血生长;牛膝、降香导气下行;青皮、郁金、木香、玫瑰花、白蒺藜等疏肝理气;茯苓、红枣健脾和中,组方讲究标本共图,祛邪不忘扶正,理气还防伤阴。痰气上逆,食入呕吐,宜化痰降逆,用人参半夏汤治之。方中人参补气养血;半夏和胃化痰降逆;砂仁、佩兰化痰湿和中;陈皮、茯苓、薏苡仁等行气、化痰、利湿,诸药合用,既可补正气,又可化痰降逆。孤阳独发,阻格饮食,宜潜镇亢阳,用人参代赭石汤治之。方中人参、麦冬二药补气养阴;代赭石重镇降逆;丹参、赤芍等活血通路以除阻格,白蒺藜潜上元之阳配以柏子仁、合欢花养血宁心,诸药合用,旨在养血育阴,潜镇亢阳,本方使用时,费伯雄还强调用竹沥两大匙、姜汁两滴,同冲服,取其止呕之意。除以上辨证施治三方外,费伯雄还创制了二气双调饮,用来通治关格。此方构思独特,方中人参补气,当归养血,肉苁蓉温阳;枸杞子滋阴,气血阴阳四补;半夏、青皮、陈皮、砂仁、牛膝行气降逆,和胃化痰。本方的组方原则充分体现了费伯雄治疗关格"惟以至和,导以大顺"的宗旨。

第三部分　孟河医派治疗肾病的特点

孟河医派作为中医学的一个重要流派，其特色可概述为：① 揽中医之大成，熔冶各派学术于一炉。孟河医派在学术上广泛吸收和融合了中医各流派的精华，不论是《黄帝内经》《难经》的经典理论，还是伤寒、温病等临床学说，以及金元四大家等后世医家的学术思想，都被孟河医派所吸纳，孟河医派并不拘泥于某一门派之争，而是将各派之长熔冶于一炉，形成了自己独特的学术体系。② 辨证细腻准确，用药轻灵平正。孟河医派在诊疗疾病时，强调辨证的细腻与准确，能够精准地把握病情，从而制定出恰当的治疗方案。在用药方面，孟河医派注重轻灵平正，即使面对危重病症，也尽量使用平和的药物，避免峻猛之剂，以达到既治病又不伤正的目的，体现了孟河医派的高超技艺和深厚的中医底蕴。③ 治法灵活多样，内外兼治。孟河医派在治疗疾病时，方法灵活多样，不拘泥于内服药物一种方式，还擅长运用外用药物、针灸、推拿等多种治疗手段。这种内外兼治的治疗方式，使得孟河医派在治疗复杂疾病时具有更好的疗效。④ 弘扬医术为宗旨，注重学术交流与传播。孟河医派始终将弘扬医术作为自己的宗旨，不拘泥于门户之见，积极网罗名家，收徒授业，传承中医学术。同时，孟河医派还通过创办学校、进行学术交流、办刊著书等方式，将孟河学术推向全国。

一、费氏治疗肾病的特点

费伯雄字晋卿，号砚云子，武进孟河人，其生长在世医之家，博学通儒，并由儒士转为名医，医术精湛，享誉江南。他擅长治疗内伤杂病，学术思想融古汇今，在几十年行医中积累了丰富的经验，以"醇正""缓和"为特色。

针对当时诸多医者用药不当或者滥用药物，费伯雄借命肾学说阐述人身阴阳之理。费伯雄参照《难经》，将命门归于右尺，肾归左尺，并以命肾为基础，深入论述了脏腑之间的关系，以及它们之间的生克制化规律。在临床实践中，费伯雄主张临证注重精准诊断和治疗，"不足者补之以复其正，有余者去之以归于平"。诊病首先分清人身阴阳，明确病情性质，注意保全人体阳气。对于命火升腾，当区分阴火、阳火，阳火可清，阴火镇潜。费伯雄命肾学说为后学提供了一个正本清源的方向，强调治病的关键不在于用药新奇，而在于知常达变和临证判断；另一方面则开启孟河医派对肾精命火的思考，其孙费绳甫继承费伯雄的学说，并继续在实践中加以发展和完善。徒弟马培之也深受其影响，进一步发展了命肾学说，认为命火即为龙雷之火，命火宜安。费伯雄针对中医传统理论中"五脏六腑中肾脏有二，故而脉法两尺不分左右，皆属于肾"的说法提出了批驳，认为按照这种划分方法，大肠、小肠、膀胱等位于腹中的脏器都会变得混淆无主，医者含糊不清，更是无从明确患者病情。对于命门的具体位置，费伯雄参照《难经·三十六难》的说法"其左者为肾，右者为命门"，在《医醇賸义·脉法》一节中厘定左右尺部所主："左尺肾水，性命之根；与右尺火，并号神门。"将命门归于右尺，大肠从属；肾归左尺，统领膀胱小肠。此外，费伯雄认为可以参考尺脉来判断疾病的预后情况：即使疾病非常严重，但若尺脉仍然有神，那么患者就有治愈的希望，如果两侧尺脉败坏，那疾病则无可挽救。

命肾的脏腑关系：在命肾与心的关系上，费伯雄认为，君相之火相通，"右尺命火，与心脉同""火者，人之气也"，君相之火在人体中起到了温煦作用，维持了人体正常的生命活动。在命肾与肺的关系上，费伯雄提出独特的见解，认为水为生命之源，根气在肾，宗气积于胸中，统摄一身，"呼出则由心达肺，吸入则由肝纳肾。故论根气，则归本于肾"。对于脾脏，命门相火为日用之火，脾土借助相火的温煦作用，才能保持其正常的运化功能。"命门为日用之火，所以熏蒸脾胃，运化谷食"。对于肝脏来说，费伯雄认为肝肾同源：肝脏无补益之法，养血便是补肝。又有"救肾者必本于阴血"之说，即指在治疗肾脏疾病时，也应注重滋养阴血。费伯雄在《医醇賸义》中从命肾的角度出发，总结了脏腑之间的生克制化关系：左尺肾水为性命之源，周流全身而不息，五行相生，水生木，木生火，君相之火上下相通，由火生土，土生金。"天一生水，贞下起元，由水生木，由木生火，长夏土旺，由火生土，借土生金，此又大化斡旋之妙用，四序方得流行，生克方不颠倒"。

费伯雄从生理病理角度论述命肾学说，可分为肾水和命火两者。费伯雄认为，对于肾水的生理，左尺肾水是人体生命之根，一切精血津液均由肾而出。"夫天一之水，精也、血也、津液也，此人身之圣水，惟患其少，不患其多"。肾水病理可分为二：一则肾阴久亏，导致阴虚阳亢，水竭于下，火炎于上，更伤津液，故见口燥咽干、腰疼身热，更有者可见咳嗽吐血，骨痿无力。二则为肾之寒水为病，肾为水脏，易犯寒邪，"水寒成冰，少腹厥痛"。对于命火的生理，费伯雄认为，首先，君相之火相通，温煦全身，为生命活动之源泉及动力。其次，命火在肾，驱散寒邪，真阳勃发，肾气通畅，浊阴消融。再者，脾土可借命门之火得以温煦，从而运化水谷精微。对于命火的病理，费伯雄明确提出："肾火者，龙火也。""龙火"一词起于王冰注《黄帝内经》，按《素问·至真要大论》中"微者逆之，甚者从之"句王冰注："病之大甚者，犹龙火也，得湿而焰，迂木而燔。"

命肾的治疗：① 调和保阳。费伯雄认为，肾水为先天真水，命火为生生之机，阴阳调和谓之道。人体由阴阳二气化生，阴阳调和，则可健康长寿。若人体阳气略有偏胜，但气机仍在，尚可自立。及至阴气日渐强盛，阳气日渐消沉，则多发疾病乃至夭折。人身重在阴阳调和，其次需兼顾阳气。外感伤寒疾病中最常见人体阴阳。如伤寒者，多为寒气中人，而因阳气充足，故病从外发，最常见发热；若中寒者，多为阳气衰败，再感风寒，阴掩阳气，真阳亏虚，故寒从内发，故中寒者无发热，但有厥冷。"此必其人之真阳先亏，坎中之火渐为水淹；又必有澄寒痼冷，伏于脏腑，一遇寒气，积病猝发，极为危险。"对于治疗中寒之法，费伯雄提倡使用"气雄力浓之温剂"斩关夺门，挽救真阳。对于伤寒之亡阳，肾气厥逆，气喘汗出，舌白脉细，选用全真一气汤加减，此方中重用制附子、干姜、沉香等温阳之品。② 阳火可泻，阴火归海。费伯雄认为，对于阳火实证，可以选用苦寒之法泄泻，而对于阴火则应导龙归海。费伯雄取类比象，认为龙性难以驯服，贸然选用镇潜之法，反而引起龙火冲激。而阴火所致的疾病症状，则应当引火归元，不可单纯运用苦泻重镇之法。常见的治疗阴火升腾药物配伍为黄柏、知母及肉桂。费伯雄用知母、黄柏以象二阴，用肉桂以象一阳，取坎卦精义"坎之为象，一阳居二阴之中，故真阳奠安而不妄动"，滋肾通关丸即为经典方剂代表。在此基础上，费伯雄认为"中州有砥柱，龙火必无由而上腾矣。"即脾胃为肾之关，若脾胃失守，可致龙火上腾。费伯雄根据此病机，发明潜龙汤，方中加入生地黄、玄参、人参以辅佐黄柏、知母、肉桂。若无肉桂，龙火难归。既用肉桂，担心黄柏、知母力弱，故加生地黄、玄参、人参以辅佐，加龙骨重镇固涩，龟板、蛤粉、石决明潜阳，"则潜阳即所以潜龙"。肉桂一药，处于群阴之中，潜藏不显，引龙入海。③ 贵用人参、黄芪、地黄、天冬，慎用升麻、柴胡、知母、黄柏。费伯雄在《医醇賸义》卷首发凡即言："东垣、丹溪，一补阳，一补阴，实开两大法门，惟升、柴、知、柏非可常用。"费伯雄多用人参、黄芪、地黄、天冬，慎用升麻、柴胡、知母、黄柏的思想在《医方论》中多有涉及：如知柏地黄丸壮水制火，其认为究竟"苦寒太过，徒伤胃气，水亦无以滋生""惟知柏苦寒，用以泄肾经之邪火则可；若谓补肾滋阴，则予不以为是，不如用枸、菟等类为佳。"其中值得注意的是，费伯雄多用知母、黄柏泄肾经之邪火，从而引火归元，而非用之滋补。费伯雄认为补天丸中的黄柏应该去除。而对于二至丸，则觉药力太轻，加入天冬、地黄、人参此三才，三才合二至已达药效。费伯雄认为益气聪明汤中重视脾胃，兼顾肝肾，但其中升麻药量过重，应酌情减半，仍可起到升清开窍之效。对于补脾胃泻阴火升阳汤，费伯雄评论："方中升、柴、黄连、黄芩、石膏等，皆非可轻投，后人但师其意，不泥其方可耳。"

费伯雄治学，既不拘执古人成法，又不趋奇立异，医术精湛醇正，治法清润平稳，善于通变化裁古方，自创诸多新方。《医醇賸义》为费伯雄代表作品，记载了费伯雄在辨证论治方面的丰富经验，对于外感及内伤诸病，先深入探讨其发病机理和治疗原则，然后根据自己的临床经验和理论认识，提出独到的见解，然后列出自制方药，组方严谨，性平药轻，观点明确，药效卓著。其中费伯雄强调立法用药的基本原则为"和法缓治"，纵观费伯雄自制的196方，大多选择药性平和的药物，剂量也轻，遵循性平药轻、不失和缓的制方准则。费伯雄在自序中说"疾病虽多，不越内伤，外感，不足者补之，以复其正，有余者去之，以归于平，是和法也，缓治也。""此思想作《医醇》一书，意在执简驭繁，明白指点，一归醇止。后书毁于战火，晚年追忆《医醇》中语，所得仅原书的十分之二三，故名《医醇賸义》"。费伯雄治疗五劳时，遵《难经》之旨，"损其肺者益其气，损其心者调其营卫，损其脾胃者调其饮食，适其寒温，损其肝者缓其中，损其肾者益其精。"《校注医醇賸义》注约："此一论二方论，乃先生晚年所作，同是补肾补脾，而与五劳脾肾两方不同，为吾家所珍藏，而未经刊布者。"费伯雄认为气血生成和运行与五脏六腑密切相关，脾肾为最。脾为后天之本，气血生化之源，又有输布功能，上输于肺，从而布于全身。脾主血主固摄，使血循脉道，生生不息。脾脏化生气血，肾脏真元之气，蒸腾激发气血。气血与肾精互根互化，所以治疗气血之病，以脾肾为重。费伯雄认为："虚劳内伤不出气血两途，治气血虚者，莫重于脾肾。水为天之一元，气之根在肾，土为万物之母，血之统在脾，气血旺盛，二脏健康，他脏纵有不足，气血足供挹注，全体相生，诸病自己。"立法遣方用药提倡"补肾不碍脾，补脾不伤肾"，两脏相互兼顾。费伯雄自制新定拯阳理劳汤，用人参、甘草、麦冬、五味子、当归、白芍、生地黄、牡丹皮、薏苡仁、橘红、莲子等脾肾同治，从而确立了治虚劳注重脾肾的原则。

费伯雄在用药方面，注重药性平和、剂量适中，追求"药轻力宏"的效果。在治疗肾病时，他不是仅局限于对肾脏本身的治疗，而是更注重从整体出发，寻找致病之由，治病求本，非常注重补虚和滋阴。既尊重古人的经验，又不拘泥于古法，博采众长，将不同流派的理论和实践经验相融合，形成自己独特的治疗方法和用药风格。同时，他的用药理念与现代药理研究也相符，许多他所选用的药物都已经被现代药理研究证实具有明确的治疗作用。关于肾病，历代费学研究者论述颇少，本书虽无专篇论述，但分述在《医醇賸义》之中，内容涉及淋浊、肾燥、虚劳、溢饮、水胀、肾气厥痛、肾火、下消等，辨证精要、处方绝妙，值得借鉴，以下列举数个费伯雄自创方：

1. 牡丹皮汤和加味三才汤

出自卷一《暑热湿·淋浊》篇："湿热内蕴，移热下焦，小溲混浊作痛，牡丹皮汤主之：丹皮二钱、赤芍一钱、木通一钱、萆薢二钱、花粉二钱、瞿麦二钱、泽泻一钱五分、车前二钱、甘草四分。薏仁二两煎汤代水。体虚夹湿，淋浊不痛，加味三才汤主之：天冬二钱、生地四钱、沙参四钱、丹参二钱、柏仁二钱、萆薢二钱、泽泻一钱五分、车前子二钱、甘草四分、藕三两、薏仁一两煎汤代水。"分析：淋浊可见于尿路感染、蛋白尿、乳糜尿、尿道结石等多种病证，辨证有虚实寒热之分。牡丹皮汤之证乃湿热下注下焦之热淋，见小溲混浊作痛为主证，牡丹皮、赤芍凉血活血，木通、萆薢、瞿麦、泽泻、车前子清热利湿通淋，薏苡仁性凉，味甘、淡，大剂量薏苡仁煎汤代水，乃取其健脾，益胃，补肺，清热，祛湿。加味三才汤适宜劳淋之阴虚或气阴二虚，淋浊不痛为其辨证之要点。三才汤（人参三钱、天冬二钱、干地黄五钱）源自《温病条辨》，费伯雄以沙参易人参，更显养阴清热之专力，配以丹参活血通络、柏子仁香气透心，体润滋血。萆薢、泽泻、车前子分利下焦之湿，实乃补虚分利兼顾之妙方。

2. 女贞汤和苁蓉汤

出自卷二《秋燥·肾燥》篇："肾受燥热，淋浊溺痛，腰脚无力，久为下消，女贞汤主之。女贞子四钱、生地六钱、龟板六钱、当归二钱、茯苓二钱、石斛二钱、花粉二钱、萆薢二钱、牛膝二钱、车前子二钱、大淡菜三枚。肾受燥凉，腰痛足弱，溲便短涩，苁蓉汤主之。肉苁蓉三钱漂淡、枸杞三钱、菟丝子四钱、当归二钱、杜仲三钱、料豆三钱、茯苓二钱、牛膝二钱、甘草四分、红枣十枚、姜二片。"分析：肾燥可见于糖尿病肾脏病（下消）、尿道感染后期，属内燥，腰酸腿软均为肾虚，燥热者淋浊溺痛，当有口干舌红少苔之证，燥凉者溲便短涩不痛，还当有口干饮不多、舌不红苔少之象，女贞为止血圣药，女贞子药效更甚。女贞汤以女贞子、生地黄、龟板滋肾清火润燥为主药，咸寒有情，燥热化解无余。当归、茯苓、石斛、天花粉补气生津养血以补肾精之不足，萆薢、牛膝、车前子通泄下焦之浊。肉苁蓉味咸性温，填精补血，植物而有似乎动物。肾脏燥凉，髓枯血少，便闭，非鲜首乌、当归、麻仁、苏子、蜂蜜所能必通者，惟肉苁蓉之润，足以通之。苁蓉汤以肉苁蓉、菟丝子、杜仲温润肾阳，枸杞子、当归、茯苓、红枣健脾生血，使所补之阳有阴血依附，牛膝通下，诸药相合温而不燥补而不滞。生姜兼能去凉，茯苓兼能通溺，当归、菟丝子、生姜、大枣，并以解肉苁蓉之腥浊，顾全心胃，制方缜密极矣。

3. 桂苓神术汤

出自《痰饮·溢饮》篇："溢饮者，水气旁流于四肢也。脾受水邪，溢入四末，故肢节作肿，身重无力，桂苓神术汤主之：桂枝八分、茯苓三钱、白术一钱、茅术一钱、薏苡仁八钱、陈皮一钱、半夏一钱五分、厚朴一钱、砂仁一钱、姜三片。"分析："饮水流行归于四肢，身体疼重，谓之溢饮"，临床常见于急、慢性肾炎综合征、肾病综合征以水肿为主证者，病机是脾虚而受水邪所困，故用桂苓神术汤健脾化湿利水，方中桂枝、茯苓、白术为苓桂术甘汤的主药，取其温阳化饮，健脾利湿之功为本方主药，陈皮、半夏、茯苓又是二陈汤之主药，燥湿化痰、理气和中以绝痰饮之互生，加苍术、厚朴又取平胃之燥湿运脾行气和胃之功，本方之妙乃集苓桂术甘汤之温阳化饮、二陈汤之化痰和中、平胃散之燥湿运脾三方于一身。

4. 消阴利导煎

出自卷四《胀·水胀》篇："目窠上微肿，如新卧起之状，其颈脉动，时咳，阴股间寒，足胫肿，腹乃大，以手按其腹，如裹水之状，盖上既目肿，下又胫肿，中则腹大，水气已遍行周身，此必中州脾胃先败，土不胜水，日积日甚，泛滥不收，犯胃射肺，危急之至，远非寻常之剂可以取效，消阴利导煎主之：当归二钱、茯苓三钱、白术一钱五分、广皮一钱、厚朴一钱、肉桂五分、附子八分、木通一钱五分、大腹皮一钱五分、牛膝一钱五分、泽泻一钱五分、车前二钱、鲜姜皮一钱。薏苡仁一两，煎汤代水。"分析：此证为水肿重症，观其既有目肿、胫肿，又有腹大，更有颈脉动而时咳之水气凌心射肺之证，病机乃脾肾阳衰，水气横行，充彻三焦，常见于肾病综合征之高度水肿，或尿毒症合并心功能不全之证，病势危急之至，舟车丸、疏凿饮子虽能攻逐水饮，但过于竣猛，而此类患者往往又同时兼有脾肾两虚之象，恐邪去正伤，是故费伯雄消阴利导煎肯是缜密：以茯苓、白术健脾利水为方之主药，当归补血活血使水去而阴血不伤，陈皮、厚朴健脾理气消胀，是气行则水行之意。肉桂、附子温补肾阳，水得阳则运所必须，木通、大腹皮、牛膝、泽泻、车前子、鲜姜皮、薏苡仁诸药乃专以通利中下焦水饮湿毒之用。

费伯雄治肾诸方中的药物与现代药理研究的结果确实存在诸多相符之处。人参皂苷能够抑制炎症反应，减轻组织损伤，提高机体对缺氧的耐受能力，保护细胞免受缺氧损伤，促进淋巴细胞的成熟，从而提高免疫功能，能够改善血液流变学特性，降低血黏度，从而预防血栓形成，体现了中医理论中的"通血脉、破坚积"的作用。熟地黄能够显著增强动物细胞的免疫功能，提高机体的抗病能力，具有增强红细胞细胞膜稳定性的作用，有助于维护红细胞的正常形态和功能，能促进小鼠造血干细胞的增殖，从而加速血液的生成和更新，能缩短凝血时间,促进凝血功能,同时,它还具有抑制上皮细胞增生的作用,有助于维护组织的正常结构和功能。天冬具有稳定血压和降低胆固醇的作用,有助于预防心血管疾病,能够清除体内的超氧自由基,减轻氧化应激损伤,保护细胞免受自由基的攻击,对革兰阳性菌和革兰阴性菌都有明显的抑制作用,具有广谱抗菌活性。茯苓能够增强机体的免疫功能,通过提高 T 细胞的增殖反应和白介素-的活性,促进免疫细胞的活化和增殖。茯苓可能是一种醛固酮受体的拮抗剂,具有利尿和促进水盐代谢的作用,有助于调节体内的水液平衡。墨旱莲能够增强机体的免疫功能,通过提高外周血 T 细胞 CD4 亚群的比例,改善免疫细胞的分布和功能,能够明显缩短凝血酶原时间和部分凝血活酶时间,同时升高血小板数量和纤维蛋白原含量,有助于调节凝血和血小板功能,预防血栓形成。牡丹皮具有显著的抗炎作用,能够抑制炎症反应,减轻组织损伤。同时,它还能增强免疫功能,提高机体的抗病能力。丹皮酚是牡丹皮的有效成分之一,能够降低全血表观黏度,使红细胞聚集性和血小板的黏附性降低,从而在多个环节干预血栓的形成,预防心血管疾病。黄柏具有显著的抗菌、抗炎和抗氧化的作用,能够抑制多种细菌的生长和繁殖,减轻炎症反应,保护细胞免受氧化应激损伤,还能抑制免疫反应,减轻炎症损伤,对于某些自身免疫性疾病的治疗具有一定的潜力。女贞子能够促进健康人淋巴细胞母细胞的转化,增强免疫细胞的增殖和活化能力,还具有降血脂的作用,预防心血管疾病。同时,它对多种细菌都有抑制作用,具有广谱抗菌活性。

二、巢氏治疗肾病的特点

巢家是在两地先后成名,巢崇山、巢渭芳是巢家的两位杰出代表,巢崇山在上海行医 50 余年,积累了丰富的临床经验和学术造诣,擅长内外两科,尤其在刀圭之术方面有着独到的见解。巢氏治疗肾系疾病记载较少。《巢渭芳医话》中仅收录两则肾系相关疾病医案——血淋证,巢渭芳认为血淋的病机主要有 2 种分别为湿热伤营与肝经血热。湿热伤营是指湿热邪气侵袭人体,日久化火,灼伤肾络,导致血液不循常道,随尿液排出体外而形成血淋。肝经血热则是指肝经气血亢盛,血热妄行,血溢脉外,同样会形成血淋。巢渭芳治疗血淋,特别强调了肝与血淋的密切关系。他认为肝经血热是导致血淋的重要原因之一,因此在治疗时特别注重调和肝经气血,以达到止血的目的,治法主要有和肝凉血法、清肝化湿法。

三、马氏治疗肾病的特点

马培之,字文植,为晚清孟河医派著名医家,自幼从祖父习医16年,尽得家传,又旁收费伯雄等名家之经验,医技精湛,医理精深,脉理精细,经验丰富。慎思明辨,疏方绵密而平和,效如桴鼓,以医济世,医名远布,以内、外、喉三科兼擅著称,于外科特具卓识。

对于肾系相关疾病,马培之有着自己丰富的经验及独特的见解。在淋证辨治方面,马培之认为根本病机为本虚标实,其中本虚以肺、脾、肾三脏为主,包括肺脾气虚、脾肾两亏等,亦有肝阴亏虚、气血亏虚等,标实则主要有膀胱气化无权、肺气不降、湿热下趋小肠、水积胞中,还有气郁或湿郁等。其淋证医案治法丰富多彩,涵盖了肃肺开脾、养阴清火、益气和脾、滋肾宁心、清化湿热、分清降浊等,通过扶正祛邪,补虚泻实的策略,恢复人体阴阳平衡。在水肿辨治方面,马培之记载医案之中病机多与肺、脾、肾三脏密切相关,包括脾肾阳虚、风湿相合、脾虚生痰、肺气不降。水肿的治法亦是多种多样,秉持"开鬼门""洁净府"的治则,即发汗利尿,具体有疏风利水、疏风利湿、温补脾肾、理脾和胃、宣肺降逆等。在尿血辨治方面,马培之特别从君相之火偏旺角度立论,君即心,心火偏亢,下移小肠,灼伤血络,发为尿血;相为肝肾,肝肾阴虚,阴虚火旺,火迫营分,发为尿血。治则治法上以滋阴清热、清心降火、合营止血、养阴清肝等。对于遗精,马培之认为遗精的病机总属阴虚火旺或气虚不摄,其中更以肾水耗竭为核心病机。肾水亏耗,无以抑制心火,无以滋养肝阴,无以滋养肾阴本身,马培之以补虚泻实为治则，补虚以滋补肝肾、健脾固肾等为主；泻实则予以清热利湿、祛湿化痰、清泻君火等。

四、丁甘仁治疗肾病的特点

丁甘仁（1866—1926年），本名泽周，籍贯江苏武进孟河（现今常州地区），乃孟河医派的重要代表人物。他初在苏州执业，后赴东部沿海地区，迅速声名鹊起，其医术广受赞誉长达近四十年之久。

丁甘仁在水肿的临证辨治中，特别强调对病因的精准辨析，涵盖肺伏风邪、脾湿热滞致运化失能、病后积滞复感外风诱动湿邪、饮食无度致脾弱水运不畅，以及外邪阻肺致风水病等。他主张水肿治疗需急则治标、缓则治本，初期急症采取"开鬼门""洁净府"法迅速消肿，中期则着重温补肾阳，后期强调脾胃调理，坚持既定治法与方剂，循序渐进以求疗效。针对急性起病的风水，他采用宣肺祛风、淡渗利湿的策略，追求迅速缓解症状。

丁甘仁精于审证，洞察病机，确定治则、制方选药切中病情。根据患者的不同情况而辨证施治，是为丁甘仁的处方特点。其《丁甘仁医案》共8卷，为其门人所辑，是书收录医案396则，分门别类，其中肿胀一门，兹据案中所载，将其辨证论治情况概括为以下方面：

1. 疏风宣肺，运脾逐湿

针对水肿伴胀满的病例，丁甘仁采用"疏风宣肺，运脾逐湿"的治疗策略。这一方法体现在朱女、程女、金童、关左四个案例中。案例共同表现为全身浮肿、咳嗽气喘、腹部膨胀及小便短少。这些症状源于脾湿滞留或肺有痰阻，加之外感风邪，导致肺气宣发不畅，水道失调，脾运功能减弱。《素问·汤液醪醴论》曰："平治于权衡，去宛陈莝……开鬼门，洁净府。"《金匮要略·水气病脉并治第十四》曰："诸有水者，腰以下肿，当利小便，腰以上肿，当发汗乃愈。"丁甘仁即遵循这一原则，运用淡豆豉、苏叶、防风、桂枝、桑叶等药物以疏风解表，杏仁、川贝母、桑白皮等以宣肺化痰止咳，同时用五加皮、泽泻、防己等利水祛湿，枳实、莱菔子等消食导滞。针对四案各自不同的病机、症状，丁甘仁在用药上又有所区别，体现了其治疗的灵活性。如朱女案系疹后伤食引起，重在疏理上中二焦气机；程女案肿胀，咳逆，脉浮滑，故用苏叶、防风辛温疏表宣肺；金童案无咳嗽症，故减杏仁等止咳化痰之品，而以苏叶、防风、麻黄、桂枝等加强发汗作用；关左案有小溲短赤，口渴欲饮，脉浮滑而数等内热征象，故用越婢加术汤合五皮饮加减，越婢方中原有石膏，更加知母以加强甘凉清热之功。

2. 温运分消，塞因塞用

对于脾肾阳气大伤导致的水肿胀满，如林左、陈左两案，丁甘仁则运用"温运分消，塞因塞用"的治法。"火衰不能生土，中阳不运，浊阴凝聚，鼓之如鼓，中空无物，即无形之虚气散逆，而为满为胀也"。这类病例表现为腹部膨胀如鼓，脐部突出，青筋显现，伴有身体虚弱、精神萎靡、大便稀溏、小便清长等症状。丁甘仁依据《黄帝内经》中的理论，采用补气健脾、温阳补肾的方法，药用党参、茯苓、炙甘草等补气健脾，附子、干姜等温阳补肾，同时以陈皮、厚朴等理气消食，陈葫芦瓢、大腹皮等渗湿消肿。在陈左案中，更用金液丹以加强温补脾肾的功效，体现了其在治疗上的深邃与细致。

3. 养金制木，崇土利水

"养金制木，崇土利水"策略被丁甘仁应用于徐右、傅左两案中，尽管病因不同，一为产后阴亏，一为忧郁思虑，但两者均导致肝失滋养，木旺克土，木火偏亢，灼伤肺阴，影响肺之治节功能，致使津液输布失常，聚于中下焦，引发全身水肿、腹胀、气逆、口渴、小便短赤、舌红脉细等症状。丁甘仁主张通过滋养肺金以制肝木，健脾土以利水湿，恢复肺之调控与脾之运化，使水道畅通，水液得以下输膀胱，避免水气上逆。治疗中，采用南沙参、北沙参、石斛、杏仁、川贝母等润肺化痰止咳，山药、白术、茯苓等健脾益气，防己、茯苓皮、薏仁等利水消肿，并辅以冬瓜汁代茶，共同发挥养肺制肝、健脾利水的作用。傅左案因小便排出困难，故加用滋肾通关丸清利湿热，并以蛤士蟆煮服，蛤士蟆能补肾益精、润肺养阴，丁甘仁认为其既益肾又利水，是治疗虚胀的佳品，故能取得良好效果。

4. 苦辛通降，消痞泄满

针对卫左案中的热胀病状，丁甘仁采取了"苦辛通降，消痞泄满"的治疗原则。此病由暑湿内蕴、环境潮湿引发，湿热交结导致浊水停滞于肌肤经络，表现为面部及四肢浮肿、腹部胀满，并且伴有里热口干、二便不畅、舌苔灰腻、脉弦滑而数等湿热壅滞的典型症状。丁甘仁依据《兰室秘藏》中的中满分消丸（汤）进行加减治疗，运用黄连、黄芩、半夏、枳实、厚朴等药物，通过辛开苦降的方式，疏导上焦与中焦的痞满；同时，用连皮、泽泻、大腹皮、茵陈等药物清利湿热；鲜藿香以其芳香特性化湿和胃，缓解呕吐；莱菔子、神曲则帮助消化食物积滞。这一综合治法旨在调和湿热，疏通气机，消除胀满，恢复机体的正常功能。

5. 疏肝解郁，除湿散满

在文右案中，针对肝气郁结、肝脾不和、气滞湿阻的病机，丁甘仁采用了"疏肝解郁，除湿散满"的治疗策略。此病导致三焦气机不畅，湿热浊气积聚于募原，表现为脘部疼痛、腹部胀满、食物难以消化、面色发黄、小便短少、脉象弦于两关而寸部郁涩。治疗中，丁甘仁运用了砂仁、枳实、陈皮等药物以疏解肝脾气机，鸡内金、谷芽、麦芽消导食积，茯苓、白术健脾益气，大腹皮、冬瓜皮、茯苓皮等渗湿利水消肿。同时，他还加入了银柴胡、栀子以清泄里热。此外，每日早晨让患者吞服小温中丸9 g，该方出自《丹溪心法》，主要用于治疗脾虚食积、湿热阻滞所致的肿满。小温中丸与汤剂配合使用，能够更有效地强健脾胃、消除食滞、燥湿清热，从而恢复机体的正常功能。

6. 行气去瘀，清热化湿

杨左案中，患者表现出大腹胀硬、逐渐加剧、脐部突出、青筋凸显、食欲不振、大便色黑、小便短赤、舌灰黄、脉弦数等症状。丁甘仁诊断此为肝气郁结、血瘀痹阻与湿热蕴结于肝脾脉络，导致水道不通、水气内聚、腹部胀大坚硬、脉络怒张，同时阴络出血致大便色黑，属血鼓重症。治疗方面，丁甘仁采用"行气去瘀，清热化湿"的方法。以生香附疏肝理气，当归尾、红花、泽兰、丹参、赤芍、牡丹皮活血化瘀，其中赤芍、牡丹皮、丹参配合栀子还能凉血清热，茯苓、通草则用于利水渗湿。此外，还辅以清宁丸理气止痛、消食导滞，以全面调理患者病情。

综上所述，丁甘仁不仅临床经验丰富，而且中医理论基础深厚，被誉为"孟河宿学，菖蒲良师"。他虽列举的肿胀治疗案例不多，但每例都极为珍贵，对后世研究前人的学术经验具有重要价值。在淋证方面，丁甘仁认为其主要病机包括湿郁下焦、热迫血分导致膀胱功能失调，以及淋证迁延引起的阴液耗损、肾阴不足，使得元阳不潜，浮阳入膀胱，再次形成湿热。这些病机总体上可归结为肝肾阴虚与湿热蕴结膀胱。丁甘仁治疗淋证的策略包括清泻肝火、渗利湿热、滋补肾阴，旨在恢复肝肾阴虚的本体，同时祛除下焦膀胱蕴结的湿热之邪。在《丁甘仁医案》的淋浊案例中，他详细记录了两则治疗实例，充分展示了其在这一领域的深厚造诣。

史左　溲浊淋漓赤白，溺时管痛，湿胜于热则为白，热胜于湿则为赤，经云：诸转反戾，水液混浊，皆属于热。一则热迫血分，一则湿郁下焦，瘀精留滞中途，膀胱宣化失司，赤浊白浊所由来也。拟清肝火，渗湿热，佐祛瘀精。

龙胆草 4.5 g，粉草 9 g，细木通 2.4 g，黑山栀 4.5 g，远志肉 3 g，滑石 9 g，生草梢 2.4 g，粉丹皮 4.5 g，琥珀屑（冲）1 g，淡黄芩 4.5 g，川雅连 1 g，通草 2.4 g。

谢左　淋浊积年不愈，阴分已亏，而湿热未楚。肾与膀胱为表里，肾阴不足，不能潜伏元阳，致浮阳溢入膀胱，蕴成湿热。拟育阴清化，缓图功效。

大生地黄 12 g，云茯苓 9 g，潼蒺藜 9 g，山萸肉 4.5 g，熟女贞 6 g，粉丹皮 4.5 g，黄柏炭 2.4 g，威灵仙 6 g，福泽泻 4.5 g，怀山药 9 g，剪芡实 6 g，猪脊髓（酒洗）二条。

丁甘仁强调尿血与血淋的鉴别要点在于疼痛的有无，痛者为血淋，无痛者则为尿血。他认为尿血的病因多样，可能因肾阴亏虚，导致君相之火下移小肠，迫使血液下行；或因肝脾两虚，肝藏血、脾统血功能失常，引发尿血；亦可能因肺气郁闭，影响膀胱水道通畅，导致瘀血不行，新血难以生成。在治疗尿血时，丁甘仁遵循补虚泻实的原则。对于肾阴不足、君相之火下移小肠的病机，他主张滋养肾阴、清泻相火；对于肝脾两虚、藏统失司的病机，则采取滋养肝脾、引血归经，并辅以活血祛瘀的方法；对于肺气郁闭、膀胱瘀血不去的病机，他则注重清宣肺气。在《丁甘仁医案》中，他详细记录了两则溲血案例，充分展示了其在这一领域的临床经验和治疗智慧。

赵左　溺血之证，痛者为血淋，不痛者为尿血，肾阴不足，君相之火下移小肠，逼血下行，小溲带血，溺管不痛，脉象细小而数。王太仆曰：壮水之主，以制阳光。当宜育坎藏之真阴，清离明之相火。

大生地黄 9 g，抱茯神 9 g，小川连 1.2 g，蒲黄炭 9 g，粉丹皮 4.5 g，玄武版 12 g，生甘草 1.8 g，生白芍 6 g，怀山药 9 g，阿胶珠 9 g，黄柏炭 3 g，藕节炭二枚。

黄左　肝为藏血之经，脾为统血之脏。肝脾两亏，藏统失司，溲血甚多，小便频数，大便溏薄，舌中剥边黄腻，脉濡弦而数。阴无阳化，阳不生阴，膀胱宣泄无权，足肿面浮，脾虚之象见矣。拟归脾汤法引血归经，合滋肾通关丸生阴化阳。

西洋参 9 g，抱茯神 9 g，紫丹参 6 g，焦谷芽 9 g，清炙黄芪 9 g，炒枣仁 9 g，茜草根炭 3 g，焦白芍 4.5 g，活贯众炭 9 g，炒于术 4.5 g，滋肾通关丸（包煎）6 g。

第四部分 叶景华治疗肾病学术思想

叶景华是全国中医药专家，上海市名中医，享受国务院特殊津贴，曾任上海市中医药学会常务理事，上海市中医肾病专业委员会主任委员，全国中医肾病专业委员会委员，上海市第七人民医院副院长，兼任中医科主任，从事中医内科临床工作70余年，积累了丰富的中医临床经验。对肾病有较深的研究，曾获上海市局科技成果奖2项，著有《叶景华医技精选》，发表论文60余篇，参加《实用中医内科学》等多部著作的编写。在学术层面上，叶景华倡导中西医结合，将辨病与辨证相融合，并运用现代科学技术来发展与弘扬中医药学，旨在提升临床诊疗效能。在诊疗实践中，他主张将辨证论治与特定方剂、药物治疗相结合，同时注重内治与外治的协同应用，以期增强治疗效果。叶景华在内科杂病的治疗上颇具造诣，特别擅长治疗肾脏疾病中的疑难杂症及重症病例，他的主要思想如下。

1. 五脏虚损，诸证之本

叶景华认为，慢性肾脏病有多种临床表现，其产生的原因是脏腑的虚损，如常言"肾病多由虚而致，虚实夹杂而引发"。慢性肾脏病在仲景学说中可归属于少阴病、蓄水证、虚劳、水气病证等，与五脏关系密切，因虚而易受风寒、湿热、疮毒侵袭，以致痰瘀蕴结于肾，肾气亏虚是慢性肾脏病发生的内在原因，先有肾气不足，继而在风、湿、毒、瘀等作用下发病。

肺主气，主宣发与肃降，并起到通调水道的作用。肺为水之上源，其功能失常会影响肾脏，从而导致水肿现象的发生。脾为后天之本，肾为先天之本，脾阳赖于肾阳的温煦，而肾中精气依赖脾脏产生的水谷精华来滋养。两者相互化生，互为因果，脾阳不足可损及肾阳，最终导致脾肾阳虚。薛己云："脾胃虚弱，诸症蜂起，因此从脾胃论治。"《素问·至真要大论》指出："故其本在肾，其末在肺，皆积水也。"张景岳也认为："凡水肿等症，乃脾、肺、肾三脏相干之病。盖水为至阴，故其本在肾；水化于气，故其表在肺；水惟畏土，故其制在脾。今肺虚则气不化精而化水，脾虚则土不制水而反克，肾虚则水无所主而妄行。水不归经，则逆而上泛，故传入于脾，而肌肤浮肿。"可见肾病水肿与肺、脾、肾三脏关系密切。

朱丹溪《格致余论》云："主闭藏者肾也，司疏泄者肝也。"肝主藏血，主疏泄，开窍于目，肝若疏泄有度，气机通畅，则有助于水液的排泄。同时肝肾同源又称"乙癸同源""精血同源"，精与血是相互化生的关系，肝血有赖于肾精的滋养，肾精也有赖于肝血所化之精的填充，所以肾精与肝血的病变亦常相互联系，相互制约。若肾精亏损，可导致肝血不足。反之，若肝血不足，也可引起肾阴亏虚，肾精不足，故临床上常见到慢性肾脏病患者病久情志不遂，肝郁气滞，肝阴不足，不能养血而见气滞血瘀，肝脏体阴而用阳，阴血亏虚，而见肝风内动、肝阳上亢，导致眩晕、卒中（中风）诸症。

心为君主之官，主血脉，心阳推动气血运行，肾阳为人体阳气之本。心火下温肾水，肾水上润心火，实现心肾相交。若肾病日久导致阳气衰弱，往往会累及心阳，形成心肾同病。故在肾衰竭晚期，如心包炎、心律失常、心力衰竭等均可见，肾病虽病位在肾，而五脏虚损，乃是诸证之本。

2. 辨病与辨证相结合

叶景华在治疗时推崇辨病与辨证相结合，病证结合的病，既包括中医学的病，又包括现代医学的病，如慢性肾衰在中医学中可能对应关格、虚劳、腰痛等病名，而即便是同一病名如关格，也可能包括湿热内蕴证或气虚血瘀证等多种不同证候。"证"是治疗疾病的主要依据，理、法、方、药基本上是以证为基础的，但过度地强调辨证而不辨病也是不全面的。中医学虽讲究同病异治、异病同治，以证为主导，但即便病机相似（如外感温病与内伤杂病的湿热），其治疗策略和应用药物也有所区别。因此，将证与病综合考量，方能全面把握疾病的本质与规律。

叶景华认为，现代中西医结合提出辨病与辨证相结合，即辨证分型建立在辨病的基础上，也能弥补中医学辨证的不足。但辨证与辨病相结合，绝非是抛开中医学理论、辨证论治，按现代医学的诊断去应用中药，而是通过中医学、现代医学的有机结合，取长补短，相得益彰。在临证时既考虑疾病常见症状及病理类型等因素，又结合证候特点，分清虚实主次。

在治疗慢性肾炎时，患者有蛋白尿、水肿，或兼有血尿、高血压等表现，叶景华常灵活选用经方施治。如患者少气乏力、易感冒、舌淡、苔白、脉沉弱，可用防己黄芪汤加味。如患者口干渴、小便不利、舌红、脉细，可用猪苓汤加减。根据水肿的轻重可酌加淡渗利水之冬瓜皮、车前子等。如患者腹中冷痛、口渴、小便不利时，则选用瓜蒌瞿麦丸，辛温寒润同用，所谓"上浮之焰，非滋不熄；下积之冷，非暖不消"。叶景华在治疗糖尿病肾病所致的慢性肾衰竭时，鉴于其血液流变异常和微循环障碍较严重，主张加入活血化瘀药物，如桃仁、红花、丹参、川芎。对于高血糖患者，则常选用熟地黄、山药、天花粉控制血糖。对于乙肝病毒相关性肾炎，治疗则以清热解毒、柔肝疏肝、健脾益肾为主，重用清热解毒药物，并结合辨证使用柴胡、白芍、败酱草、白花蛇舌草、党参、山药等。同时，他还依据现代药理学研究，加入五味子、大青叶、虎杖等以降低氨基转移酶，以及茵陈来促进胆汁排泄、降低胆红素和氨基转移酶，实现了辨病与辨证的有机结合。

3. 分清湿瘀，寒温并用

正常津液的代谢，是通过胃的摄入、脾的运化和转输、肺的宣散和肃降、肾的蒸腾气化，以三焦为通道，源源不断输送到全身的。《素问·宣明五气》："脾恶湿，肾恶燥。"脾属土，其性喜燥恶湿，若脾失健运必然会导致水液停滞，湿浊随即而生，湿邪过盛，损伤脾阳，进一步加重水液代谢失衡，肾为寒水之脏，其性喜润恶燥，若肾阴不足，肾脏失于津液的润泽，会导致肾脏干燥，燥邪过盛则会进一步耗伤肾精，病情反复，则加速脾肾两脏的亏虚。脾肾亏虚，气虚不能运血，则致气虚血瘀，故叶景华认为，水湿停滞和瘀血内阻是诱发和加重肾脏病发生、发展的关键。两者常杂而合之，故叶景华尤为注重湿瘀之辨。他在辨水湿时尤注重分清虚实，急则治其标，缓则治其本，但慢性肾脏病的湿瘀与一般外感导致的湿瘀不同，不能速已，常缠绵难愈，寒热错杂，故其强调分清热瘀，寒温并用，对于慢性肾脏病而见水肿者，叶景华常用真武汤和五苓散治疗，如真武汤证水多停以下焦为主，《伤寒论·辨少阴病脉证论治》"少阴病，二三日不已，腹痛，小便不利，四肢沉重疼痛，自下利者，此为有水气……"叶景华认为此证为脾肾衰微，阳虚不化，故有自下利，小便不利，四肢因水气停滞而痛。方中白术、附子温肾暖土，制水散寒，生姜、茯苓温中散寒而利水，白芍破结行水以散水逆。五苓散证为水湿浸渍，多见全身浮肿较甚，胸闷脘痞，身体困重，口不渴或渴不多饮，苔白或厚腻或舌胖、边有齿痕，主要为水湿内盛，阳气郁遏，膀胱气化不利。叶景华临证时重视用桂枝，旨在通阳化气，助猪苓、茯苓、白术以利水，则小便自利。

在运用经方治疗水肿病时叶景华采用温通肾阳之法，常有表者用桂枝，无表则用肉桂。章楠氏亦云："若无表证，宜用肉桂，则其化气行水之功胜也。"叶景华认为，瘀与湿在病理上相互影响，相互为病。《素问·调经论》："孙络水溢，则经有留血。"《灵枢·百病始生论》："凝血蕴里而不散，津液涩渗，着而不去，而积皆成矣。"故在治疗时叶景华以益肾清利、活血祛风相伍应用，治疗慢性肾脏病时使用桂枝茯苓丸化裁，以赤芍、牡丹皮、桃仁活血化瘀；茯苓健脾渗湿，利水以消肿；肉桂温阳化气，助膀胱以化气行水，助桃仁、牡丹皮、赤芍化瘀之力。同时加白僵蚕、炒地龙、水蛭、蝼蛄等增强其通络化瘀之功，疗效更为显著。叶景华认为，慢性肾脏病末期的患者多出现阳虚不化之证，表现为神疲肢冷、膝下水肿、泛恶呕吐、大便溏薄、小溲短少、舌胖大边有齿痕、色淡、脉沉细等，与《金匮要略》之大黄附子汤证相似。他认为其病理机制多为肾阳亏损，气虚不化，湿浊内蕴，慢性肾脏病末期脾肾二阳衰微，清浊升降逆乱而出现关格、癃闭、肾风证候。叶景华认为慢性肾衰主要是肺、脾、肾各失其所司，升降无能，水湿无制，临床表现为水肿、面目虚浮肿胀、双下肢酸胀重着、溲中多沫，多与湿邪致病阻遏阳气有关。强调补气健脾益肾的同时佐以清利湿热之品。清利湿热时要分清湿热之轻重，分清湿邪之所处。热重于湿者以三黄汤加减，湿重于热者多用苍术、萆薢、土茯苓等；寒湿内生者，多用半夏、白术等。在临床治疗中，对水肿难消、舌苔腻滞不化、屡用健脾渗湿而无效的患者，虽然有时舌苔黄腻，似有湿热内生之象，但实有阳不化阴之征，因此，多在补肾清利的同时，加入少量温阳之品，如淡附片、桂枝、干姜，这类药物一则助补气之品化湿，二则有甘淡清利之品制约，又避免温燥太过，而达温化湿邪之效。

4. 多种途径，内外给药

叶景华对于慢性肾脏病的治疗，倡导给予多途径给药，避免简单的专方施治或单一的靠内服治疗而提高疗效。简单列举几种外治法。

脐疗法：脐孔为神阙所在之处，有联通五脏六腑、皮肉经脉等生理特点，现代医学也证明，脐孔渗透力强，药物易于弥散吸收，叶景华常采用药性走窜、气味俱厚之品，如丁香、肉桂、生大黄、王不留行、水蛭等药物，以达到疏通经络、调整阴阳和温通排毒之效。

保留灌肠法：《素问·五藏别论》云："魄门亦为五脏使也。"叶景华多采用生大黄、附子、红花、蒲公英、煅牡蛎等药物煎汤约 200 mL 以高位保留灌肠，易于肠黏膜的吸收，同时达到通腑泄浊、排毒通便的功效。

蒸汽疗法：《黄帝内经》中有"开鬼门"之法，叶景华提出，可以借用药液轻清之气，直透腠理，以达发汗祛风、散寒除湿、温经通络而使邪毒从汗而解之功。

5. 善用药对，以获良效

叶景华除了辨证论治和外治法之外，还善于把古代医家对于药物的精辟见解与现代的药理相结合，在临床上总结出来有效的药对配伍，此处略举一二，启发后学。

鹿衔草配桑寄生：前者活血祛风兼补肾，后者专注肝、肾经，补肾补血功效显著。两者搭配，不仅增强了益肾祛风之功，还有助于通过补肝肾而降血压。

海藻配昆布：叶景华认为慢性肾脏病是一个微型癥瘕积聚形成的过程，尤其在疾病的中后期，以软坚散结之海藻、昆布加入益肾祛风活血之药中，可以提高疗效。现代药理学也证明，海藻和昆布有抗凝、降脂、抗氧化以及调节免疫的功效。

金雀根配楮实子：慢性肾脏病的蛋白尿以脾肾两虚为本，湿热痰瘀为标，治疗上应以扶助脾肾正气为主，清热利湿活血为辅，临证遣药上叶景华喜用金雀根、楮实子相配合。金雀根归肺、脾二经，具清肺益脾、活血通脉之功效；楮实子性寒，味甘，归肝、脾、肾经，可补肾、利尿、清肝明目，《药性通考》云："阴痿能强，水肿可退，充肌肤，助腰膝，益气力，补虚劳"，并大赞楮实子乃"补阴妙品，益髓神膏"。两药合用，则先后天同补，同时，此二药补中有泻，用之则热可清、湿可利、瘀可化，邪气尽去，则下焦壅塞可除。

第五部分 米秀华名中医工作室谈肾论治

一、总　　论

肾是人体先天之本，是生命之根，肾阳与心阳相对，共同形成人体的阳光动能，上下相济，起到蒸腾气化的作用，如肾阳不足，必至机体阳气不足，甚或衰弱，乃至阳脱，而阴阳离决；肾阴又滋养一身之阴，与肺阴、肝阴息息相通；同时肾阴、阳又无时不相互补充，使阴阳得以互化，才使阴平阳秘。反之，则出现精微物质下泄，湿浊之气难以排出体外，而出现水肿，尿浊、血尿或癃闭。肾脏之为病，肾虚为其根本，同时会影响心、肺、肝等，这也与现代医学的认识相一致，而出现心肾综合征、肝肾综合征等，但在其病理变化过程中，又无时无刻不夹杂着湿、浊、瘀、毒，所以会出现水气凌心或湿壅三焦，瘀阻肾络甚或癥瘕形成，严重者浊毒上逆而出现关格。在治疗肾脏疾病时，一定要辨别水、湿、浊之微渐，瘀阻之深浅，注重宏观与微观相结合，辨病与辨证相结合，态靶相结合，中中参西，古为今用，才能将肾病的论治，如亘古时期，走向现代，走向数字时代，并经久不衰。

慢性肾脏病（chronic kidney disease，CKD）是世界范围内的公共健康问题，美国的流行病学研究表明其发病率在10%左右，我国的研究报道：40岁以上的中老年居民普查发现慢性肾脏病的患病率高达9.4%。对中晚期慢性肾脏病与发病率间关系（年龄≥20岁）的研究表明，慢性肾脏病3期为4.3%，慢性肾脏病4期达0.2%，慢性肾脏病5期为0.1%。绝大多数慢性肾脏病为进展性疾病，终末期肾病（end stage renal disease, ESRD）为慢性肾脏病的主要转归。

1. 西医对慢性肾脏病进展的认识

一般认为原发病（慢性肾炎、糖尿病、高血压、慢性肾盂肾炎等）启动了肾脏损害；蛋白尿、高血糖、高血压、高脂血症、高尿酸血症、吸烟、妊娠、肾毒性药物的应用、钙磷代谢紊乱、贫血等进一步加重肾脏损伤；同时肾脏本身的健存肾单位逐渐减少，慢性肾脏病到中晚期时健存肾小球的高灌注、高滤过、高压力以及肾小管的高代谢状态，矫枉失衡，代谢毒素对肾脏的刺激和肾脏局部炎症反应，肾脏的慢性缺血缺氧状态等，多个方面作用导致肾脏损伤进行性恶化，形成恶性循环，最终进展至终末期肾病。当前的研究表明慢性缺氧、小管间质的损伤是导致终末期肾病的最后共同途径。肾纤维化的发病是一个累积的过程，包括系膜细胞和成纤维细胞的活化以及小管上皮的间质化导致细胞外基质过度产生等；细胞外基质过度产生后可再度加重正常或已经受损的小管间质，诱导和加速其纤维化，并且在慢性肾脏病进展中易出现较多的并发症如：高血压、血脂异常、贫血、钙磷代谢紊乱、营养不良等，另外间质纤维化破坏了小管间质对氧的输送，残余肾单位进一步损伤，尤其在中晚期慢性肾脏病时更为明显，如此恶性循环而进展至终末期肾病。进展至终末期肾病后，出现心脑血管疾病、感染、肿瘤等，病情日益加重而死亡。从发病机制和肾脏病理学改变来看，中晚期慢性肾脏病的进展存在恶性循环，临床强调一体化治疗，多靶点阻断进展。

2. 中医对慢性肾脏病进展的认识

中医的"水肿""淋证""癃闭""尿浊""尿血""腰痛""关格"等属慢性肾脏病，这些疾病初始以邪实为主，反复发作、迁延不愈，后期耗伤正气，形成虚劳或关格，并容易出现外邪侵袭、邪气内生、病理产物蓄积等，进一步损伤正气，正虚邪实逐渐加重，最终导致阴阳离绝。

近现代众多位著名中医肾脏病专家认为：慢性肾脏病特别是中晚期病位广泛、寒热错杂、病理产物蓄积，而正虚邪实是一对主要矛盾，正虚之中又有阴、阳、气、血虚损，肺脾肾不足；邪实有外邪、水饮、湿浊、瘀血、风湿、风动、痰浊、肠胃燥结、毒邪等；虚实之间的关系有因虚致实，而实邪久羁又更伤正气，以至恶性循环。

3. 西医强调一体化综合治疗慢性肾脏病，阻断恶性循环

当前西医学借助生化、影像、病理等方法对慢性肾脏病的微观认识，主要表现在肾脏结构和功能的改变、肾脏病发病和进展机制、有效肾单位的减少，及由此继发全身的血管和器官的损伤等方面，根据这些改变制定不同的策略。当前治疗主要目的为：避免或延缓肾脏替代治疗，降低病死率，提高患者的生活质量。强调早期诊断及原发病的治疗；延缓慢性肾衰竭的进展；预防和治疗并发症如高血压、贫血、钙磷代谢紊乱、酸中毒等；控制合并症尤其是心血管疾病；告知患者及家属关于肾脏替代治疗的特点和指征等。

综合干预是当前延缓中晚期慢性肾脏病进展的主要措施。目前已被临床随机对照试验证实有效延缓慢性肾脏病进展的策略包括：控制血压、使用 ACEI/ARB 类药物、低蛋白质饮食、降低蛋白尿、控制血糖等；小规模临床试验证实可以延缓进展的方法包括：使用钙通道拮抗剂、B 受体阻滞剂、醛固酮受体阻滞剂、调脂、戒烟等。同时，需要寻找新的靶点来干预，越来越多的研究认为慢性缺氧可以进一步导致肾小管上皮细胞的凋亡、上皮-间充质细胞转化、小管间质细胞纤维化，慢性缺氧成为导致终末期肾病的最终共同途径，当前抗氧化应激、纠正贫血、RAS 阻断剂、保护小管间质细胞等治疗方法已是被确定的延缓慢性肾脏病进展的有效方法。针对缺氧诱导因子治疗是一个很有前景的靶点。

4. 中医治疗慢性肾脏病强调整体综合调治，也是强调恶性循环的阻断

中医对慢性肾脏病的治疗包括调整阴阳、扶正祛邪、三因制宜、微观辨治等综合调治，从而阻断疾病进展。中医药在慢性肾脏病治疗中应该是多循环阻断、多靶点治疗，同时要抓住疾病的症结所在来阻断或延缓疾病的进展。

目前有很多的中医研究表明瘀血、痰凝、浊毒、湿热、水湿等均参与了疾病的全过程，同时在应用活血和络、化痰软坚、泄浊解毒、清利湿热、利水渗湿等方法治疗是有效的，在扶助正气方面贯穿于疾病治疗的始终。张琪常用大方复治法治疗慢性肾衰竭，寒热虚实正邪兼顾，谨守病机，表里寒热兼顾，阴阳调济。选用大方多味药分治，对其多个环节各个击破，取得较好疗效。裘沛然认为慢性肾衰竭大多病机复杂，表里同病，沉寒热毒错杂，大虚大实相夹，痰饮瘀血胶结，新病又兼宿疾，病邪深痼的病证，治疗若仅偏执一端，其收效往往不够理想。采用大方复治的方法，即广集寒热温凉气血攻补之药于一方，以取药性之相逆相激、相反相成的作用，组方中常敛散同用、润燥互用、寒热并投、补泻互寓、动静结合。正如《素问·至真要大论》："奇之不去则偶之，是谓重方。偶之不去，则反佐以取之，所谓寒热温凉，反从其病也。"当然处方中仍需要根据中医治疗的特点，因时因地因人治宜、中药配伍重视七情调和、处方注意君臣佐使和药物的筛选等。

5. 中西医治疗慢性肾脏病的策略相似，可以相互借鉴和启发

随着对慢性肾脏病的不断深入认识，西医强调根据不同病因、不同阶段的综合干预，治疗的方法和原则不完全一致。在慢性肾脏病分期中治疗的策略是有调整的，慢性肾脏病进入慢性肾脏病 3 期后，治疗主要重在保护残余肾功能、纠正并发症和合并症、预防感染、避免使用肾毒性药物等。慢性肾脏病 3 期评估和治疗并发症，慢性肾脏病 4 期应行肾脏替代治疗的准备，慢性肾脏病 5 期则需要行肾脏替代治疗。这时候中医药使用应注重扶正祛邪，对损伤正气的毒性药物应慎重使用。宏观与微观认识是一致的，早期和晚期的治疗策略应该不同，目的均是延缓慢性肾脏病的进展。中西医对慢性肾脏病的认识有相同之处，临床中是完全可以相互借鉴和启发。但中医应进一步深入的研究包括对中晚期慢性肾脏病患者之痰、浊、瘀、湿、毒、风等邪气干预，及气血阴阳、脏腑等不足的治疗，选出有效的治疗药物，而提高中医的疗效。

6. 传承孟河"寒温融合"学术思想，潜心创立"脏病腑治"的学术理念

工作室秉承孟河第四代学术传人叶景华先生的学术理念，创建市中医重点专科培育项目，市糖尿病肾病中医专病联盟，荣获区重点专科，集"叶景华名中医宝山工作室""孟河宝山肾病基地""米秀华名中医工作室""国家肾脏疾病临床研究中心网络成员单位"于一体，以常见多发疑难病——糖尿病肾病、慢性肾炎及围透析为亚专科，创立"补虚祛风法"及"五心养肾"诊疗技术，体现"治肾以衡、态靶结合"的诊治特点。

7. 中医药立室之根魂，借助现代诊断技术，实现微观辨证

潜心研究糖尿病肾病，因其善行数变，创立祛风四法，根据肾脏病理诊断，将补虚祛风分层应用糖尿病肾病 1~5 期，并在 RCT 研究中证实其有效和安全性，科室通过市糖尿病肾病中医专病联盟，依托崇明中心医院、大场及建工等 18 家医疗机构对糖尿病肾病筛查和方案推广，实现糖肾的早期干预和治疗，降低其致死率和透析的发生，减少医疗成本；通过真实世界的研究验证中药一体化治疗对围透析病人五年的肾功能保护和终点事件的发生,具有统计学意义;通过实脾固肾化瘀方对慢性肾炎蛋白尿的RCT研究,创新了慢性肾脏病微观辨证和态靶结合的诊疗新思路和新标准,3个亚专科的发展及CRRT团队应急救治,促进了与内分泌和其他学科的合作与保障,开设社区孟河医派门诊,进一步培养了全专结合的人才队伍,推动沪上东部乃至长三角的肾病诊治。

二、膜性肾病

膜性肾病是以肾小球基底膜上皮细胞下免疫复合物沉积伴基底膜弥漫增厚为特征的一种疾病,若病因不明则称为特发性膜性肾病。此病好发于40岁以上人群,多数患者以肾病综合征为首发症状,另有约20%的患者仅表现为非肾病范围内的无症状蛋白尿。

该病起病隐匿,常见双下肢或颜面浮肿,严重时伴腹腔积液、胸腔积液,多为漏出液;部分患者无明显症状,仅在体检时发现蛋白尿或肾病综合征(大量蛋白尿、低蛋白血症、高度水肿、高脂血症),或无症状、非肾病范围蛋白尿,伴少量镜下血尿,部分患者伴高血压和(或)肾功能损害。早期肾脏病理特征为肾小球毛细血管袢稍僵硬,基底膜空泡样变性,病变明显时可见基底膜弥漫增厚,形成钉突,伴有上皮细胞下颗粒状嗜复红蛋白沉积;晚期则基底膜显著增厚,链环状明显,免疫荧光显示免疫球蛋白G(IgG)和补体(C3)沿毛细血管壁颗粒样沉积。电镜下观察可见基底膜增厚,上皮细胞足突融合,伴有上皮下颗粒状电子致密物沉积。

治疗上:① 尿蛋白<3.5 g/d的患者需严格控制血压,使用血管紧张素转化酶抑制剂(ACEI)或血管紧张素Ⅱ受体阻滞剂(ARB)类药物,并辅以生活指导,定期复查;② 尿蛋白3.5~6 g/d且肾功能正常者,除上述治疗外,需由肾脏科医师密切随访,若6个月内无改善,可考虑免疫抑制剂治疗;③ 尿蛋白>6 g/d或蛋白尿3.5~6 g/d但肾病综合征症状明显或肾功能不全的患者，应立即开始行免疫抑制剂治疗，首选糖皮质激素联合环磷酰胺或小剂量糖皮质激素联合环孢素；④ 对于血肌酐＞352 μmol/L、弥漫性肾小球硬化或广泛间质纤维化的患者，则不宜接受上述治疗。

膜性肾病根据临床表现的不同可归属为"水肿""尿浊""虚劳"等范畴，其发病机制，主要与肺、脾、肾三脏病变息息相关，《素问·六节藏象论》载："肾者，主蛰，封藏之本，精之处也。"可见肾失封藏是导致膜性肾病蛋白尿的主要原因，肾失封藏，精微下泄为蛋白尿。《素问·至真要大论》指出："故其本在肾，其末在肺，皆积水也。"张景岳认为，"凡水肿等症，乃脾、肺、肾三脏相干之病。盖水为至阴，故其本在肾；水化于气，故其表在肺；水惟畏土，故其制在脾。今肺虚则气不化精而化水，脾虚则土不制水而反克，肾虚则水无所主而妄行。水不归经，则逆而上泛，故传入于脾，而肌肤浮肿"。该病病因病机复杂，其病机特点多表现为本虚标实。本虚则为风邪侵袭肺卫导致风水相搏，外感湿邪则水湿内侵，困遏脾阳，以致脾胃升清降浊失常，饮食不节亦损伤脾胃，脾失转输，肾失开阖，三焦气化失司，水肿生成。先天禀赋不足，则肾精亏虚，久病劳倦，损伤脾肾，则脾失运化，酿成水湿，肾失蒸腾，气化失司，也可发为水肿标实则主要表现为湿热内蕴、瘀浊阻络、瘀水互结，且始终贯穿本病始终。

（一）膜性肾病论治特色

1. 从脾肾论治

肾为先天之本，脾为后天之本，故《素问·上古天真论》谓："肾者主水，受五脏六腑之精而藏之。"《素问·水热穴论》曰："肾者，胃之关也。关门不利，故聚水而从其类也。上下溢于皮肤，故为胕肿，胕肿者，聚水而生病也。"《素问·至真要大论》曰："诸湿肿满，皆属于脾。"由此可见，膜性肾病与脾、肾两脏关系密切。

肾主水，有主宰水液代谢之能；脾主运化，有调节水液枢转之用。若先天禀赋不足，则肾元亏虚，加之后天失养，外邪侵袭，劳伤肾气，房事损精，皆可致肾失封藏之职，开合失司，则精微外泄而成蛋白尿，故《诸病源候论》曰："劳伤肾虚不能藏精，故小便精液出也。"脾为后天之本，气血生化之源，若素体脾运不健，或药食所伤，致脾虚失于运化，脾气上输之精微不能归于肺而敷布周身，以致水液输布障碍，停滞于体内，泛滥于肌肤，发为水肿，或脾气虚弱统摄无权，精微外泄，而出现蛋白尿。

因此，在治疗膜性肾病蛋白尿时除了要重视补肾的同时，同样应重视健脾。根据张景岳"凡治肿者必先治水，治水者必先治气"的理念，脾气不足可选用黄芪作为补中益气之要药，取其补气升阳、利水消肿之用。还可与桂枝配伍以达益气温阳，化气行水之功。此外，可加入党参、白术、茯苓，可以补益脾气，醒脾以利水，实现培土制水的疗效。若患者出现久病肾阴不足，表现为失眠、盗汗、口干、腰膝酸软等症状时，常选用山药、生地黄、熟地黄、女贞子、墨旱莲等药物以滋补肾阴，并用天冬、麦冬、五味子、石斛、沙参等药物养阴生津。随着病情发展，脾肾阳气受损时，患者多见畏寒、四肢不温、喜热饮等症状，此时方中常加仙茅、淫羊藿、巴戟天等药物温补肾阳，兼祛风除湿。对于阳气极度衰弱者，可选附子、干姜以回阳救逆、助阳补火，但需注意避免长期服用温补药物导致助火伤阴。

2. 从湿邪论治

湿为阴邪，重浊黏腻，其性趋下，易袭阴位，膜性肾病的尿浊、水肿等症状，多与湿邪下注肾和膀胱有关。《素问·本病论》云："人久坐湿地，强力入水即伤肾。"《素问·六元正纪大论》云："湿盛则濡泄，甚则水闭胕肿。"若湿气偏胜，可致水肿，湿邪可分为外湿与内湿，外湿乃风、寒、暑、湿、燥、火6种邪气之一，常在长夏季节多见，多由淋雨涉水、气候潮湿或久居湿地引起；内湿则多因体质虚弱、贪凉或嗜食生冷导致脾气受损，运化功能失常而生。湿邪易侵犯肾脏，成为膜性肾病发生的重要因素。《温病条辨》提及湿邪的特性，曰："其性氤氲黏腻，非若寒邪之一汗即解，温热之一凉即退，故难速已。"湿性黏滞重浊，易阻滞气机，使得湿邪在体内难以清除，这是膜性肾病缠绵不愈、反复发作的关键因素。此外，临床中广泛使用的抗生素、糖皮质激素、免疫抑制剂及雷公藤等药物，其不良反应常表现为"药源性湿热证"等情况，从湿论治，需分湿热与寒湿，若辨证为湿热，治疗上常选用四妙散加减，引湿热从小便而去，再加减应用法半夏、黄芩、栀子、滑石等清热利湿之品以奏清利湿热、疏通三焦之功。同时可选清热利湿通淋药如金钱草、龙葵、紫珠草等，或金银花、半枝莲等药物清热解毒泻火，以治疗由湿热邪气导致的感染。若辨证为寒湿，临床上常应用辛温发散、气味芳香的药物如藿香、佩兰、紫苏等来宣散上焦之湿浊，运用苦温之品如陈皮、半夏、砂仁、蔻仁燥湿中焦，同时需注意切勿化燥伤阴。

3. 从风邪论治

膜性肾病产生蛋白尿，认为多由外感风邪引起，风邪在其病变中起着主要作用。《素问·评热病论》有"肾风"之名。张景岳谓："肾主水，风在肾经，即名风水。"高世栻谓："病生在肾，水因风动，故名肾风。""风性开泄"，感受风邪，腠理开泄，精气不固，形成蛋白尿。若反复外感风邪或风邪久羁不散，其开泄之性直扰肾关，致肾关开合失常，固摄失调，出现持久难消的蛋白尿。膜性肾病患者常因感冒而使尿蛋白增加，或蛋白尿转阴后因风邪而复发，可见风邪对蛋白尿的重要影响。

对于膜性肾病的治疗，外感表证且有蛋白尿，往往伴有浮肿、血尿，临床辨证要分风热与风寒两型。风热型较为常见，除了表现有大量蛋白尿外，还伴有恶寒发热、咳嗽咽痛、浮肿、小便短赤、舌苔薄黄腻、舌质尖边红、脉浮数或弦数等症状，治疗宜疏散外邪、清利湿热，常用药物有牛蒡子、板蓝根、金银花、连翘、半枝莲、小蓟、白茅根、荆芥、荠菜花等。风寒型则相对较为少见，表现为恶寒无汗、发热不甚、脉浮紧或弦，治疗宜用桂枝、麻黄、生姜等疏风散寒的药物。

4. 从瘀论治

肾脏多络脉，膜性肾病多水肿，《血证论》云："瘀血化水，亦发水肿。"膜性肾病的发病与肾络瘀阻有着密不可分的关系，同时由于膜性肾病病程冗长，符合"久病入络""久病多瘀"的传统理论。临床中发现，膜性肾病难治性水肿，多由瘀血阻滞络道，气血运行不畅，导致瘀水互结，肾关开阖失度，水液不泄，聚于体内，溢于肌肤而发为水肿，瘀血内生，久病及于肾络，肾体受损，藏精气化功能下降，而发生蛋白尿，故认为瘀血是慢性肾炎进程中重要的致病因素，需重视丹参等活血化瘀药的应用。同时，膜性肾病病程日久，瘀血阻于肾络，常规的活血化瘀药难以深入肾络隐曲之处，可选用虫类药物活血化瘀，虫类药物性善走窜，"无微不入""无坚不破"，长于搜剔络中伏邪，叶天士亦云："久则邪正混处其间，草木不能见效，当以虫蚁疏逐。"故常用水蛭、地鳖虫、地龙、白僵蚕、全蝎、蜈蚣等药物，以达破瘀通络之功。

(二) 膜性肾病的辨证分型论治

【脾肾气虚证】

腰脊酸痛，疲倦乏力，或浮肿，纳少或脘胀，大便溏，尿频或夜尿多。舌质淡红，有齿痕，苔薄白，脉细。

治法：补气健脾益肾。

推荐方药：异功散加减。党参、生黄芪、生白术、茯苓、薏苡仁、杜仲、怀牛膝、泽泻、甘草等。

【肺肾气虚证】

颜面浮肿或肢体肿胀，疲倦乏力，少气懒言，易感冒，腰脊酸痛，面色萎黄。舌淡，苔白润，有齿痕，脉细弱。

治法：补益肺肾。

推荐方药：益气补肾汤加减。党参、黄芪、白术、茯苓、山药、炙甘草、大枣等。

【气阴两虚证】

面色无华，少气乏力，或易感冒，午后低热，或手足心热，腰痛或水肿，口干咽燥或咽部暗红、咽痛。舌质红或偏红，少苔，脉细或弱。

治法：益气养阴。

推荐方药：参芪地黄汤加减。党参、黄芪、生地黄、山药、山茱萸、牡丹皮、泽泻、茯苓等。

【脾肾阳虚证】

全身浮肿，面色㿠白，畏寒肢冷，腰脊冷痛（腰膝酸痛），纳少或便溏（泄泻、五更泄泻），精神萎靡，性功能失常（遗精、阳痿、早泄），或月经失调。苔白，舌嫩淡胖，有齿痕，脉沉细或沉迟无力。

治法：温补脾肾。

推荐方药：附子理中丸或济生肾气丸加减。附子、桂枝、党参、白术、生黄芪、茯苓皮、车前子、泽泻、干姜、炙甘草等。

【肝肾阴虚证】

目睛干涩或视物模糊，头晕耳鸣，五心烦热或手足心热或口干咽燥，腰脊酸痛。遗精、滑精，或月经失调。舌红少苔，脉弦细或细数。

治法：滋养肝肾。

推荐方药：杞菊地黄丸加减。熟地黄、山茱萸、山药、泽泻、牡丹皮、茯苓、枸杞子、菊花等。

【水湿证】

颜面或肢体浮肿。舌苔白或白腻，脉细或细沉。

治法：利水消肿。

推荐方药：五皮饮加减。生姜皮、桑白皮、陈皮、大腹皮、茯苓皮等。

【湿热证】

皮肤疖肿、疮疡，咽喉肿痛，小溲黄赤、灼热或涩痛不利，面目或肢体浮肿，口苦或口干、口粘，脘闷纳呆，口干不欲饮。苔黄腻，脉濡数或滑数。

治法：清利湿热。

推荐方药：龙胆泻肝汤加减。龙胆草、柴胡、泽泻、车前子、通草、生地黄、当归、炒栀子、炒黄芩、甘草等。

【血瘀证】

面色黧黑或晦暗，腰痛固定或呈刺痛，肌肤甲错或肢体麻木。舌色紫暗或有瘀点、瘀斑，脉象细涩。

治法：活血化瘀。

推荐方药：血府逐瘀汤加减。柴胡、当归、生地黄、川芎、赤芍、牛膝、桔梗、枳壳、甘草、桃仁、红花等。

【湿浊证】

纳呆，恶心或呕吐，口中黏腻，脘胀或腹胀，身重困倦，精神萎靡。舌苔腻，脉濡滑。

治法：健脾化湿泄浊。

推荐方药：胃苓汤加减。制苍术、白术、茯苓、泽泻、猪苓、车前子、姜半夏、陈皮、制大黄、六月雪等。

（三）典型医案

典型医案1： 陈某某，男性，66岁。

现病史：患者2021年10月发现泡沫尿，当时未行进一步诊疗，2022年

10月因泡沫尿增多，就诊后，查尿常规提示：尿蛋白3+，肾功能提示：肌酐91 μmol/L，尿酸439 μmol/L。予肾炎康复片等药物口服后未明显好转，转院就诊，复查尿常规提示：尿蛋白2+。24小时尿蛋白定量1 713 mg。行经皮肾穿刺术，术后病理提示：膜性肾病Ⅰ期。病理图如图1所示。给予氯沙坦钾等药物口服，2023年10月27日复查24小时尿蛋白定量5 400 mg，转院就诊，给予利妥昔单抗规范治疗，复查尿常规提示：尿蛋白3+，2023年12月21日复查24小时尿蛋白定量5 084 mg。

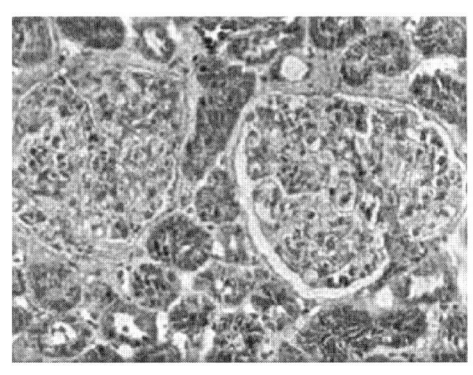 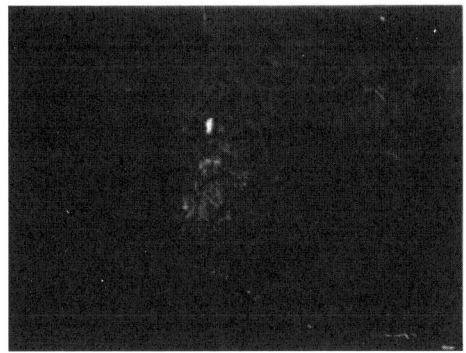

Masson染色(400×)　　　　　　　　PLA2R1(400×)

图1　膜性肾病Ⅰ期（见彩图）

刻下症：腰酸乏力，泡沫尿，双下肢轻度水肿，胃纳可，夜寐尚可，大便可，舌淡暗，苔黄腻，脉细滑。

西医诊断：膜性肾病Ⅰ期

中医诊断：肾风，脾肾气虚、湿瘀互结。

治法：清热利湿、活血祛风。

处方：黄柏10 g，土茯苓30 g，炒车前子30 g，六月雪30 g，预知子30 g，绵萆薢30 g，地龙10 g，蜜麸炒僵蚕15 g，莪术15 g，蜜麸炒苍术30 g，蜜麸炒枳壳10 g，白花蛇舌草30 g，蛇莓10 g，积雪草30 g，金雀根30 g，接骨木30 g，丹参30 g，佛手10 g。

二诊：2024年1月11日复查24小时尿蛋白定量5.5 g，患者双下肢水肿稍好转，大便便秘，原方加皂角刺30 g，炒瓜蒌子30 g，炒瓜蒌皮30 g。

三诊：2024 年 1 月 25 日复查 24 小时尿蛋白定量 3.1 g，患者大便可，舌质淡暗较前加重，上方加全蝎 5 g，炒王不留行 30 g，川芎 10 g，川牛膝 15 g。

四诊：2024 年 2 月 8 日复查 24 小时尿蛋白定量 4.8 g，患者脉症同前无明显变化，上方加忍冬藤 30 g，石见穿 30 g，石打穿 30 g。

五诊：2024 年 2 月 22 日复查 24 小时尿蛋白定量 4.8 g，患者脉症同前无明显变化，上方减忍冬藤、石见穿、石打穿，加水蛭 10 g。

六诊：2024 年 3 月 7 日复查 24 小时尿蛋白定量 3.1 g。患者舌淡暗，苔薄白腻，脉细。上方加赤芍 15 g。

七诊：2024 年 4 月 9 日复查 24 小时尿蛋白定量 4 g，患者自觉怕冷，舌质淡暗，苔薄白腻，脉沉细滑，上方加巴戟肉 10 g，淫羊藿 30 g，半夏 10 g，蜜麸炒白术 15 g，白茯苓 30 g，黄芪 30 g。

八诊：患者怕冷好转，2024 年 5 月 9 日复查 24 小时尿蛋白定量 3.6 g。上方减巴戟肉、淫羊藿，加薏苡仁 30 g。

九诊：上方加鸡血藤 30 g，络石藤 30 g，忍冬藤 30 g。2024 年 5 月 23 日复查 24 小时尿蛋白定量 3.2 g。

十诊：同上方，2024 年 7 月 3 日复查 24 小时尿蛋白定量 0.6 g。

【按语】本例膜性肾病患者曾行肾炎康复片、ARB 类降压药、利妥昔单抗治疗，效果欠佳，经辨证论治，属肾风之脾肾气虚、湿瘀互结证，治以清热利湿、活血祛风，待湿热已化、瘀血渐消，给予扶正和祛邪并进，一方面补肾健脾益气，另一方面继续利湿活血祛风。调治 7 月余，泡沫尿明显好转，24 小时尿蛋白定量减少至 0.6 g，一般情况好。

典型医案 2：高某某，女性，31 岁。

现病史：患者 2019 年 10 月 24 日体检时查尿常规提示：尿蛋白 2+。11 月 4 日就诊，入院后完善相关检查，查尿常规提示：尿蛋白 3+。24 小时尿蛋白定量 2.5 g。行经皮肾穿刺术，术后病理提示：膜性肾病 Ⅱ 期。病理图如图 2 所示。病程中患者腰酸乏力，泡沫尿，双下肢水肿，无发热恶寒，无恶心呕吐，无腹痛腹泻不适。

刻下病：腰酸乏力，泡沫尿，双下肢水肿，胃纳可，夜寐一般，大便平可，舌淡红，苔黄腻，脉细。

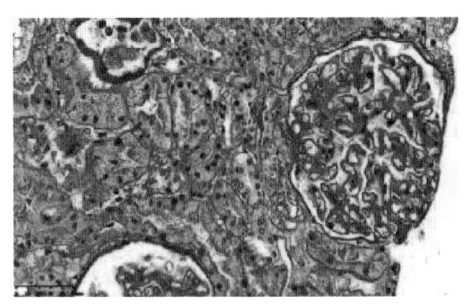
PAS染色 放大倍数 400×

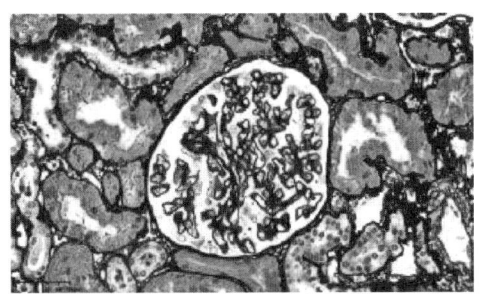
PASM染色 放大倍数 400×

图 2 膜性肾病Ⅱ期（见彩图）

西医诊断：膜性肾病Ⅱ期

中医诊断：肾风，脾肾气虚、湿瘀互结。

治法：健脾补肾，清热利湿，活血化瘀。

处方：蜜麸炒白术 15 g，茯苓 30 g，甘草 5 g，黄芪 60 g，泽兰 30 g，益母草 15 g，芡实 30 g，炒桑螵蛸 20 g，牛膝 15 g，蜜麸炒苍术 30 g，山药 30 g，黄芩 10 g，蜜麸炒僵蚕 15 g，地龙 10 g，制山茱萸 10 g，蝉蜕 10 g，白花蛇舌草 30 g，蚕砂 30 g，蛇莓 20 g，猪苓 30 g，冬瓜皮 30 g，黄柏 10 g，土茯苓 30 g，绵萆薢 30 g，徐长卿 15 g，预知子 30 g，积雪草 30 g。

二诊：2020 年 1 月 22 日查 24 小时尿蛋白定量 0.5 g，患者蛋白尿较前好转，舌苔黄腻较前好转，继续上方口服。

三诊：2020 年 3 月 5 日查 24 小时尿蛋白定量 0.5 g，患者蛋白尿好转，腰酸乏力好转，双下肢水肿好转，时有夜间尿频，舌淡红，苔薄白腻，脉细，上方加积雪草 30 g，炒王不留行 30 g。

四诊：2020 年 3 月 23 日患者腰酸乏力明显好转，双下肢无水肿，时有小便不利，舌淡红，苔薄白，脉细，上方加淡竹叶 10 g，泽泻 15 g。

【按语】膜性肾病主要涉及肺、脾、肾三脏，其病理因素可归纳为湿、热、瘀、风互结，其治疗包括补虚、利湿、清热、化瘀、祛风等，此患者经中医辨证论治，治以健脾益肾、清热利湿，扶正与驱邪并举，标本兼治，效果颇佳，经多次诊治，24 小时尿蛋白定量 0.5 g，一般状况好。

三、糖尿病肾脏病

糖尿病肾脏病是一种由糖尿病引起的慢性肾脏病，糖尿病肾脏病为本虚标实之证，归属于中医消渴病继发的"水肿""尿浊""关格"等范畴。一项荟萃分析显示，我国2型糖尿病患者的糖尿病肾脏病患病率为21.8%。糖尿病肾脏病发病机制复杂，临床特征为持续性白蛋白尿排泄增加，和（或）肾小球滤过率进行性下降，最终发展为终末期肾病。糖尿病肾脏病是引起终末期肾病的主要原因，全球约有30%～50%的终末期肾病是由糖尿病肾脏病所致。我国糖尿病肾脏病呈快速增长趋势，新增的糖尿病肾脏病透析患者已由2011年的18%增加到2020年的28.9%，即将超过第一位病因的原发性肾小球疾病（30.8%），成为尿毒症透析的第二大病因。糖尿病肾脏病可显著增加了糖尿病患者心血管疾病的发生风险，成为早发死亡的重要危险因素。

符合美国糖尿病协会（ADA）2022年制定的糖尿病诊断标准，有明确的糖尿病病史，同时与尿蛋白、肾功能变化存在因果关系，并排除其他原发性、继发性肾小球疾病与系统性疾病，符合以下情况之一者（但注意排除24小时内剧烈运动、感染、发热、充血性心力衰竭等因素），可诊断糖尿病肾脏病。

① 排除干扰因素的情况下，在3～6个月内的3次检测中至少2次尿白蛋白/肌酐比值（UACR）$\geqslant$30 mg/g或尿白蛋白排泄率（UAER）$\geqslant$30 mg/24 h（$\geqslant$20 μg/min）。

② 估算的肾小球滤过率（eGFR）＜60 mL/min/1.73 m^2 持续3个月以上。

③ 肾活检符合糖尿病肾脏病的病理改变。

糖尿病合并慢性肾脏病且伴有以下任一情况时，需考虑非糖尿病性肾脏病的可能性，应当积极进行肾活检以明确诊断：

• 1型糖尿病发生蛋白尿的病程较短（＜5年）或未合并糖尿病视网膜病变。

- eGFR 迅速下降。
- 尿白蛋白迅速增加或出现肾病综合征。
- 出现活动性尿沉渣（红细胞、白细胞或细胞管型等）。
- 合并其他系统性疾病的症状或体征。

糖尿病肾脏病属于现代医学病名，在祖国传统医学中并无明确记载，历代医学著作中消渴、水肿、水病、胀满、尿浊、关格等病名与其甚为相似，如《素问·奇病论》云："有病口甘者，病名为何？何以得之？岐伯曰：此五气之溢也，名为脾瘅。"《灵枢·本脏》云："心脆则善病消瘅热中。"肺、脾、肝、肾"脆"则"善病消瘅易伤"。《素问·通评虚实论》云："凡治消瘅，仆击偏枯，痿厥气逆发逆，肥贵人，膏粱之疾也。"现代医家多以"消渴病肾病"命名。根据疾病的具体表现，提出了"消渴病·尿浊""消渴病·水肿""消渴病·肾劳"和"消渴病·关格"等名称。

（一）糖尿病肾病论治特色

1. 脾肾亏虚为本

糖尿病肾脏病是"脾肾同病"的病证。现代人因为生活方式及饮食结构的改变，饮食过于肥甘厚腻，脾胃受损，导致脾失健运，胃失受纳，水谷精微物质不能化生为气血，营养五脏，从而水湿不化，内生痰饮，凝聚成痰，导致脾虚气脱，阴津下流，上不奉心肝则燥热，下不滋肝肾则阴虚，阴虚燥热，复而损及脾阴，故不能化生津液，故可出现渴引不止、饥而不饱、大便干燥之症，正如《素问·奇病论》曰："此肥美之所发也，此人必数食甘美而多肥也，肥者令人内热，甘者令人中满，故其气上溢转为消渴。"糖尿病久治不愈，其肾损随之而来，同时糖尿病肾病早期症状是蛋白尿和水肿，蛋白属于人体精微，由脾气生化，其封藏依赖于脾气的升清与肾气的固摄。《素问·六节藏象论》："肾者主蛰，封藏之本，精之处也。"脾不升清，肾失封藏，蛋白从尿中流失。而水肿更是与脾肾同病相关，《医宗金鉴·订正仲景全书》云："夫人一身制水者，脾也；主水者，肾也；肾为胃关，聚水而从其类。倘肾中无阳，则脾之枢机虽运，而肾之关门不开，水即欲行，以无主制。"而到了糖尿病肾病中晚期，脾气衰败，生化无源，气血亏耗，脏腑失养，症见乏力纳呆；津液不得输布，水湿停聚，可见水肿；水气凌心，可见气喘心慌；水湿浊毒壅塞中焦，阻滞气机,可见恶心呕吐;肾气匮乏,固摄无力,精微外流,可见大量蛋白尿。肾虚气化无力,膀胱尿闭,症见少尿、浮肿等,总之是脾肾衰败,诸症生焉。

治疗上只可平补,不可峻补。糖尿病肾脏病是本虚标实之证,除脾肾亏虚外,尚有痰饮、水湿、瘀血、浊毒等邪实存在,如若峻补,有"闭门留寇"之弊。因此,健脾补肾以平为要,补脾时常用生黄芪、党参、太子参、白术、山药益气健脾之品,同时注重脾之运化,脾胃为气机升降的枢纽,补脾时当顾护调节气机,常配半夏、干姜、黄芩、陈皮、黄连,共奏补脾和胃、滋养化源的功效。补肾时尽量避免使用大辛大热之品温阳填精,以补勿壅滞、温而不燥、滋而不腻为原则,常用制首乌、黄精、补骨脂、芡实、菟丝子、桑寄生、桑椹等平补生精之品。

2. 瘀血为标,贯穿始终

血糖与蛋白尿一样,属于阴精,本性黏腻,易成瘀血,加之糖尿病阴虚燥热,煎耗津血,故唐宗海《血证论》谓:"瘀血在里则口渴,所以然者:血与气本不相离、因有瘀血,故气不得通,不能载水上升,是以发渴,名曰血渴。瘀血去则不渴矣。"《圣济总录》云:"消渴者……久不治,则经治壅涩。"糖尿病患者血液处于高凝、高黏状态,病程迁延,久病必瘀,久之成痰成瘀,堵塞肾络,影响肾的气化,不能升清降浊,湿浊溺毒内停,而见糖尿病肾脏病诸证。结合现代研究,高血糖刺激蛋白激酶C,增加血管紧张素,导致肾小球高压力、高灌注、高滤过。另外,血浆纤维蛋白原升高、血小板功能亢进、低蛋白血症等导致血液高凝,而糖基化产物蓄积、炎症因子释放,又导致内皮细胞及系膜细胞增殖,使肾小球硬化,均与瘀血相关,故病变的任何时期均挟血瘀存在。瘀血阻络是糖尿病肾脏病的特点,在辨证施治上应当加入活血祛瘀之品。正如叶天士云:"久病必治络。"其所谓"病久气血推行不利,血络之中必有瘀凝,故致病气缠延不去,必疏其络而病气可尽也。"瘀血致病在糖尿病肾脏病的重要性已被中医学者普遍接受,有些学者提出了糖尿病肾络"微型癥瘕"的瘀血致病理论。活血化瘀药可以明显改善微循环及毛细血管的通透性,抑制血小板聚集、抗凝、防止血栓形成,降低血黏度,从而达到扩张血管,改善肾血流量,促进肾脏微循环,从而保护肾功能,降低蛋白尿,提高疗效,延缓糖尿病肾脏病进展。

治疗上,活血化瘀当贯穿始终,瘀血有寒热虚实之别,根据不同的兼证遣方用药，如瘀血阻滞，郁而生热之证，则需用凉血活血之品，如牡丹皮、赤芍、紫草、茜草根、生蒲黄、泽兰、丹参等药；而血瘀寒凝之证，则需选用温阳活血之品，如川芎、桃仁、红花、当归、山楂等药；瘀血日久不化者，则需用水蛭、三棱、莪术逐瘀破血。

3. 从风论治糖尿病肾脏病

风邪致病是糖尿病肾脏病继瘀血、水湿、痰饮、浊毒等邪实致病因素外的另一病因。糖尿病肾脏病与风邪密切相关的论述早在《黄帝内经》中就已存在。《灵枢·五变》云："余闻百疾之始期也，必生于风雨寒暑，循毫毛而入腠理，或复还，或留止，或为风肿汗出，或为消瘅。"指出消瘅发生与风邪相关。而消瘅相当于现代医学的糖尿病并发症期。同时风为百病之长，其善行而数变，糖尿病肾脏病在较严重阶段，疾病发展变化迅速，容易出现各类严重的急慢性并发症，符合风邪致病的特点。同时《灵枢·经脉》云："肾足少阴之脉……其直者从肾上贯肝膈入肺中，循喉咙，挟舌本。"咽喉是肺的门户，直面风邪之侵，风邪沿足少阴经中肾络，肾络受损，出现肾系证候，如《诸病源候论》所云："风邪入于少阴则尿血。"而糖尿病肾脏病患者，脾虚失运，精微匮乏，加之脾不散精，不能濡润咽部，咽部干燥，门户失守，而风邪妄入，风性开泄，使腠理开，而肾主封藏，与风性相克，风邪循少阴经直中肾络，肾脏封藏失司，精微外泄，故见蛋白尿。

风邪入肾后，还常与他邪胶织为害。肾为水脏，风邪扰肾，与水湿互结，形成风湿，湿性黏滞，造成水肿缠绵难消。风邪痹阻肾络，气血不畅，肾络不通，血脉失和，精微失固，蛋白难消，肾病缠绵难愈。糖尿病肾脏病常用的"风药"有蝉蜕、僵蚕、川芎、牛蒡子、穿山龙、鬼箭羽等。其中蝉蜕、僵蚕除能够疏利升降气机之外，兼有祛风的功效，有利于肾络伏风的祛除；川芎、牛蒡子、穿山龙、鬼箭羽等药物既能活血通络又能祛风，能够祛除内伏于肾络之风邪。

（二）糖尿病肾脏病辨证分型论治

糖尿病肾脏病为本虚标实之证，阴阳、气血、五脏亏虚属本虚，瘀血、水湿、痰饮、浊毒等属标实。临床上通过四诊合参进行中医辨证分型，一般按照气虚或阴虚，气阴两虚，阴阳两虚的规律动态发展，并兼夹瘀血、水湿、痰浊等标证，所及脏腑以肾、肝、脾、心为主，病程较长，其兼证及变证不尽相同。糖尿病肾脏病分为以下六大主证、五大兼证及相关变证。

1. 糖尿病肾脏病中医辨证分型

（1）主证

【气阴两虚证】

泡沫尿，神疲乏力，口燥咽干。气短懒言，手足心热，烦躁，自汗、盗汗，潮热，消瘦，头晕耳鸣，大便干结，尿少色黄。舌红或胖大边有齿痕，苔少苔干，脉沉细或细数无力。

治法：益气养阴，佐以清热。

推荐方药：补虚祛风法方

黄芪 30 g，山药 30 g，鹿衔草 30 g，桑寄生 30 g，黄柏 12 g，土茯苓 30 g，炒地龙 10 g，积雪草 30 g，接骨木 30 g，金雀根 30 g，陈皮 6 g，枳壳 6 g，甘草 3 g。

中成药：肾炎康复片、渴络欣胶囊。

【肺肾气虚证】

泡沫尿，腰膝酸软，神疲体倦，易感冒。语声低怯，气短懒言，自汗畏风，颜面浮肿，小便短少或清长。舌淡苔白，脉细无力。

治法：补肺益肾。

推荐方药：黄芪四君子合无比山药丸。黄芪 30 g，党参 15 g，炒白术 15 g，茯苓 30 g，山药 30 g，熟地黄 15 g，山茱萸 10 g，菟丝子 15 g，肉苁蓉 10 g，杜仲 10 g。

中成药：百令胶囊、金水宝胶囊。

【肝肾阴虚证】

泡沫尿，腰膝酸软，手足心热，眩晕耳鸣。两目干涩，失眠多梦，小便短少，大便干结。男子遗精，女子月经量少或闭经。舌红，苔少，脉细数。

治法：滋补肝肾。

推荐方药：六味地黄丸合二至丸。生地黄 15 g，牡丹皮 10 g，茯苓 30 g，山药 30 g，山萸肉 10 g，泽泻 15 g，女贞子 10 g，墨旱莲 30 g。

【脾肾气（阳）虚证】

泡沫尿，腰酸腰痛，神疲畏寒，大便溏薄。面色㿠白，肢体浮肿、下肢尤甚，食少腹胀，口淡不渴，小便清长或短少，夜尿增多。舌质淡红，边有齿痕，苔白，脉细。

治法：健脾益气。

推荐方药：实脾固肾化瘀方。生黄芪 30 g，党参 15 g，炒白术 15 g，桑螵蛸 15 g，覆盆子 15 g，金樱子 15 g，菟丝子 30 g，山萸肉 10 g，僵蚕 15 g，淫羊藿 15 g，川牛膝 15 g，地龙 10 g，川芎 10 g，补骨脂 10 g，金钱草 30 g。

【阴阳两虚证】

泡沫尿，神疲畏寒，口干咽燥，手足心热。面色㿠白或黧黑，腰膝酸软或酸痛，眩晕耳鸣，视物模糊，肢体浮肿，小便清长或短少，夜尿频多，大便溏薄或五更泄泻。男子阳痿或遗精，女子月经量少或闭经。舌淡或有齿痕，苔滑，脉沉细无力。

治法：滋阴补阳，补肾固本。

推荐方药：大补元煎。人参 10 g，山药 30 g，熟地黄 15 g，杜仲 10 g，当归 10 g，山萸肉 10 g，枸杞子 15 g，炙甘草 10 g，龟甲胶 15 g，鹿角胶 15 g，仙茅 10 g，淫羊藿 15 g。

中成药：金匮肾气丸。

(2) 兼证

【水湿证】眼睑、颜面、足踝、肢体甚至全身浮肿，少尿，或伴胸水、腹水。舌苔滑腻，脉沉。

治法：利水渗湿。

推荐方药：可在扶正方中加牛膝 10 g，车前子 30 g，防己 10 g，赤小豆 15 g，冬瓜皮 30 g 等；重者则宜温阳利水，可用实脾饮、济生肾气汤，或健脾利水，用防己黄芪汤合防己茯苓汤。

血瘀证：肌肤甲错，或口唇紫暗。舌色暗，舌下静脉迂曲，瘀点瘀斑，脉沉弦涩。

治法：活血化瘀。

推荐方药：合血府逐瘀汤加减，或加用水蛭 5 g，地龙 10 g，泽兰 15 g，益母草 15 g 等。

湿热证：头重如裹，肢体沉重，脘腹痞闷，口中黏腻，小便黄赤涩痛，大便粘滞不爽。舌苔黄腻，脉滑数。

治法：清化湿热。

推荐方药：配合黄连温胆汤加减，或加用黄芩 10 g，白花蛇舌草 30 g，忍冬藤 30 g 等。

中成药：黄葵胶囊。

肝阳上亢证：头晕头胀头痛，口苦，目眩，耳鸣，面红目赤，性急易怒。舌质红，脉弦有力。

治法：平肝潜阳。

推荐方药：天麻钩藤饮。天麻 10 g，钩藤 30 g，石决明 30 g，栀子 10 g，黄芩 10 g，杜仲 10 g，牛膝 10 g，夏枯草 30 g 等。

湿浊（毒）证：头目昏沉，头痛，腹胀脘闷，食少纳呆，恶心呕吐，口中尿臭。舌淡红，苔白腻，脉沉弦或沉滑。

治则：通腑泄浊。

推荐方药：大黄附子汤加减。

中成药：肾衰宁片、尿毒清颗粒、肾康注射液。

(3) 变证

浊毒犯胃证：恶心、呕吐频发，头晕目眩，周身水肿，或小便不利。舌质淡暗，苔白腻，脉沉弦或沉滑。

治法：化湿止呕。

推荐方药：小半夏茯苓汤或苏叶黄连汤加减。

水气凌心证：气喘不能平卧，畏寒肢凉，大汗淋漓，心悸怔忡，肢体浮肿，下肢尤甚，咳吐稀白痰。舌淡胖，苔白滑，脉疾数无力或细小短促无根或结代。

治法：泻肺利水。

推荐方药：真武汤合葶苈大枣泻肺汤加减。附子 10 g，茯苓 30 g，生姜 10 g，白术 15 g，白芍 15 g，葶苈子 30 g，大枣 3 枚，桑白皮 30 g 等。

溺毒入脑证：神志恍惚，目光呆滞，甚则昏迷，或突发抽搐，鼻衄，齿衄。舌质淡紫有齿痕，苔白厚腻腐，脉沉弦滑数。

治法：豁痰开窍。

推荐方药：涤痰汤合苏合香丸。半夏 10 g，南星 10 g，石菖蒲 15 g，橘红 10 g，枳实 10 g，茯苓 30 g，竹茹 10 g 等，加苏合香丸 1 枚。

2. 糖尿病肾脏病的指标治疗

(1) 血糖

空腹高血糖：伴脘腹痞满、大便泻而不爽，属湿热者，宜葛根芩连汤加减；伴形体肥胖、便秘溲黄，属痰热证者，宜小陷胸汤加减。

餐后高血糖：见五心烦热、倦怠乏力，属气阴两虚者，宜消渴方加减；见口苦咽干、小便黄赤，属实热者，宜大黄黄连泻心汤加减。

(2) 血压

高血压病：1 级见头昏胀痛，两侧为重，属肝阳上亢者，宜天麻钩藤饮加减。

高血压病 2 级：见眩晕耳鸣，属阴虚风动者，宜镇肝熄风汤加减；见头重昏蒙，属痰浊中阻者，宜半夏白术天麻汤加减。

(3) 血脂

高胆固醇血症：胸闷腹胀，食少纳呆，属痰瘀阻滞者，以血脂康胶囊化浊降脂、活血化瘀。

高甘油三酯血症：形体肥胖，食少纳呆，属脾虚痰阻者，宜李氏清暑益气汤。

混合型高脂血症：胸闷，心前区刺痛，呕恶痰涎，属瘀血阻滞者，宜血府逐瘀汤加减。

(4) 血尿酸

高尿酸血症：伴腰膝痿软、小便混浊，属湿浊下注者，宜萆薢分清丸加减。

痛风：关节红肿热痛，属湿热瘀阻者，宜四妙散加减。

(5) 高钾血病

高钾血病慎用含钾量高的方药：如归脾汤、左归丸、补阳还五汤、一贯煎、银翘散，以及砂仁、蔻仁、升麻、川楝子、佛手花、菊花、山萸肉、泽泻、连翘等。

4. 糖尿病肾脏病中医护理

(1) 药膳

药莲子饭。膳食配方：山药 30 g，莲子 20 g，粳米 30 g。功效：健脾收涩。适应证：糖尿病肾脏病或肾功能衰竭者。

鲤鱼赤小豆汤。膳食配方：大鲤鱼 1 条，赤小豆 15 g，陈皮（去白）6 g，胡椒 6 g，草果 6 g。功效：健脾祛湿，利水消肿。适应证：慢性肾脏病，糖尿病，急、慢性肝病等。

（2）中药加保留灌肠

中药灌肠方：生大黄、附片、红花、蒲公英、煅牡蛎。每日一次，2～3 周为一疗程。功效：补益脾肾，祛瘀解毒。适应证：糖尿病肾脏病晚期。改善指标：尿蛋白、血肌酐及三酰甘油。禁忌证：有严重心脑血管疾病者，严重内痔、肠梗阻患者，严重肛门或直肠狭窄、感染者，有出血倾向者，妊娠期禁用或遵医嘱。

（3）针灸

取穴：中脘、阴陵泉、丰隆、太冲、足三里、三阴交、白环俞、肾俞、膏肓俞、曲池、合谷、地机、血海。功效：补肾健脾，升清降浊。适应证：糖尿病肾脏病各期。改善指标：尿总蛋白、血肌酐、三酰甘油。禁忌证：妊娠期或月经期女性，有严重过敏性、感染性皮肤病及有出血性疾病者。

（4）结肠水疗

针对慢性肾功能不全，辨证论治结合结肠透析的疗法，制定高位结肠透析技术规程。

（5）单方验方

冬虫夏草 3 g 用水蒸服。

（6）耳穴埋豆治疗

取穴肾、三焦、膀胱、皮质下、内分泌，每次 3～4 穴，毫针中度刺激，也可埋针或王不留行贴压。

（7）中药穴位敷贴治疗

丁香 6 g，肉桂 6 g，附子 6 g，砂仁 6 g，枳实 6 g，生大黄 6 g，研成细粉用开水制成糊状，取穴敷贴，12 小时更换 1 次，7 天为 1 个疗程。

（8）肾病治疗仪治疗

用激光疗法对双肾区进行照射，每次时间不超过 30 分钟，改善肾脏微循环。

（9）督灸

督脉取穴（腰阳关、命门、腰腧等），一般每天 1 次，每次 4 小时。

(10) 五心养肾法

取穴神阙及双手足心，通过五心养肾经络辨证，内外同治，心肾相交，水火相济，培补肾气，使人体的气机生发起来。利用心肾相依的理论，通过温煦肾俞穴，调理心肾经脉，使心火下济于肾，肾水上调于心而达到治疗肾脏疾病的目的。

(三) 典型医案

典型医案 1：陈某，男，64 岁。

现病史：患者 2 年前因双下肢水肿入院就诊，查尿蛋白 3＋，服用中药后尿蛋白转阴。3 月前患者水肿加重，24 小时尿蛋白定量 3.0 g，病程中患者泡沫尿，时有下肢水肿，腰酸乏力，无血尿，无尿频、尿急、尿痛，无关节痛皮疹，无发热等不适。2021 年 2 月 18 日化验提示：尿蛋白 3＋，24 小时尿蛋白定量 4.2 g，肌酐 86 μmol/L，白蛋白 29 g/L，糖化血红蛋白 6.9％，空腹血糖 4.6 μmol/L，餐后 2 小时血糖 9 μmol/L，其余免疫相关指标均阴性。既往 2 型糖尿病病史 10 年，高血压病史 10 余年。入院后行经皮肾穿刺术，术后病理提示：膜性肾病Ⅱ期合并糖尿病肾脏病，病理图如图 3 所示。

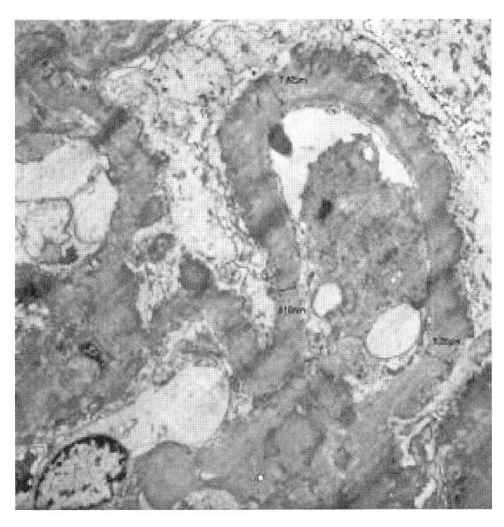

图 3 膜性肾病Ⅱ期合并糖尿病肾脏病（见彩图）

刻下症：泡沫尿、下肢水肿，腰酸乏力，大便可，舌暗红，苔黄腻，脉弦滑。

西医诊断：膜性肾病Ⅱ期合并糖尿病肾病。

中医诊断：消渴肾病，气滞血瘀兼有湿热。

治法：理气行滞，活血化瘀，清热利湿。

处方：蜜麸炒青皮 10 g，陈皮 10 g，蜜麸炒枳壳 10 g，柴胡 10 g，土茯苓

30 g，六月雪 30 g，预知子 30 g，地龙 10 g，蜜麸炒僵蚕 15 g，莪术 15 g，鬼箭羽 30 g，炒桑螵蛸 10 g，黄柏 10 g，黄芩 10 g，炒车前子 30 g，泽泻 15 g，芡实 30 g，甘草 5 g。14 剂，每日 1 剂，水煎服。

二诊：2018 年 10 月 4 日复诊，患者诉服药后无明显不适，双下肢水肿较前减轻，小便仍混浊，但较前好转，大便调，纳寐可，舌质暗，苔薄黄，脉涩。原方减地龙，加川芎 10 g，炒王不留行 30 g，水蛭 10 g，蜜麸炒苍术 30 g，积雪草 30 g，以加强活血化瘀、通络，健脾利湿，清热解毒功效。14 剂，服法同上。

三诊：2018 年 10 月 18 日复诊，患者诉自觉乏力、困倦，易出汗，双下肢无明显水肿，小便混浊较前好转，大便调，纳寐可，舌质暗淡，苔白，脉沉涩。上方加牡丹皮 10 g，鸡血藤 30 g，生地黄 10 g，熟地黄 10 g，黄芪 30 g，以加强补气补血，凉血化瘀之效。14 剂，服法同前。

四诊：2018 年 11 月 1 日复查 24 小时尿蛋白定量 3.6 g。患者双下肢无水肿，自诉乏力改善，时有腰膝酸软，咽部有痰不适，纳寐可，二便调，舌质暗，苔白，脉滑。上方加川牛膝 15 g，以活血化瘀，强筋健骨；加射干 10 g，前胡 10 g，以清热解毒，祛痰利咽。14 剂，服法同前。

五诊：2018 年 12 月 7 日复查 24 小时尿蛋白定量 3.3 g，血脂偏高。患者双下肢无水肿，自诉咽痛、无痰，腰酸痛，怕冷，夜尿频多，舌质淡，苔白，脉沉。上方减前胡、射干，加牛蒡子 30 g，以利咽散结，制狗脊 10 g，盐杜仲 10 g，巴戟肉 10 g，淫羊藿 15 g，以补肝肾、强筋骨，加地龙 10 g，以通络，金蝉花 15 g，以降脂降压。14 剂，服法同前。

六诊：2019 年 1 月 11 日复查 24 小时尿蛋白定量 2.2 g。患者双下肢无浮肿，腰酸痛明显好转，无乏力，夜尿次数减少，尿里泡沫减少，大便调，纳寐可，舌质淡，苔白，脉沉。效不更方，再予原方治疗，服法同前。

七诊：2019 年 2 月 15 日复查 24 小时尿蛋白定量 1.8 g，血白蛋白 35 g/L，总蛋白 63 g/L。患者双下肢无水肿，乏力、汗出，腰酸痛症状明显改善，夜尿 1~2 次，尿里泡沫明显减少，纳寐可，大便调。再予原方治疗，服法同前。

八诊：2019 年 5 月 3 日复查尿常规：尿蛋白 1＋。24 小时尿蛋白定量 0.9 g。患者诉下肢稍微浮肿，偶有腰部酸痛，纳寐可，二便调，舌质暗，苔白，脉沉。原方加制山茱萸 10 g，黄精 15 g，以滋阴补肾，当归 10 g，丹参

30 g，夏枯草 15 g，土茯苓 30 g，以加强活血化瘀、散结、利尿消肿之功效。14 剂，服法同前。

九诊：2019 年 7 月 5 日复查尿常规：尿蛋白 1＋。24 小时尿蛋白定量 0.4 g，血白蛋白 35 g/L，总蛋白 65 g/L，总胆固醇 3.28 mmol/L。患者双下肢无浮肿，无腰酸痛，无乏力，夜尿 1 次，二便调，纳寐可。再予原方继服。

十诊：2019 年 8 月 23 日复查 24 小时尿蛋白定量 0.3 g，患者诉无明显不适。再予原方继续治疗。目前患者双下肢无浮肿，无腰背酸痛，无乏力症状，夜尿 0～1 次，大便调，纳寐可，舌质淡，苔白，脉沉，无特殊不适症状。患者血脂、血压、血糖控制正常。定量 24 小时尿蛋白比较稳定，控制在 0.3 g 左右，生活质量大大提高。

【按语】根据患者的实验室检查、临床表现，结合舌苔、脉象，考虑为糖尿病肾脏病，即中医"尿浊"范畴。糖尿病肾脏病病变的关键脏腑在脾肾。脏腑亏虚为内因，脾肾亏虚最常见，脾失健运为关键。痰瘀互结为核心。标实以燥热、痰湿、瘀血、浊毒为主。情志失调为诱因，饮食肥甘厚味为始因。患者开始时以湿热血瘀为主，先予以清热燥湿，理气活血，湿热清除后，再予以健脾益肾，活血化瘀贯彻始终，喜用水蛭、地龙、莪术等，配以六月雪、预知子、积雪草、土茯苓等清利湿热。经过 1 年的中药治疗，患者的实验室指标明显改善。

典型医案 2：谭某，男，54 岁。

现病史：患者 2 个月余前体检发现肌酐 134 μmol/L，伴泡沫尿，偶有头晕，腰酸乏力，无血尿，无尿频尿急尿痛，无咳嗽咳痰，无关节痛，无皮疹，无发热等不适。既往高血压病史 10 余年，长期口服硝苯地平缓释片，每次 20 mg 每日 1 次。糖尿病病史 2 个月，口服达格列净，每次 10 mg，每日 1 次。2022 年 8 月 15 日入院后化验提示：肌酐 130 μmol/L，eGFR 54 mL/min/1.73 m^2，糖化血红蛋白 7.4%，空腹血糖 4.5 μmol/L，餐后 2 小时血糖 14 μmol/L，24 小时尿蛋白定量 116 mg，尿 α_1、β_2 微球蛋白增加。肝炎指标：HBsAg（＋），抗 HBe 抗体（＋），抗 HBc 抗体（＋），其余免疫相关指标均阴性。肾穿刺病理提示：糖尿病肾病（Ⅱa），病理图如图 4 所示。

刻下症：泡沫尿、腰酸乏力、偶有头晕，大便可，舌暗红，苔黄腻，脉弦滑。

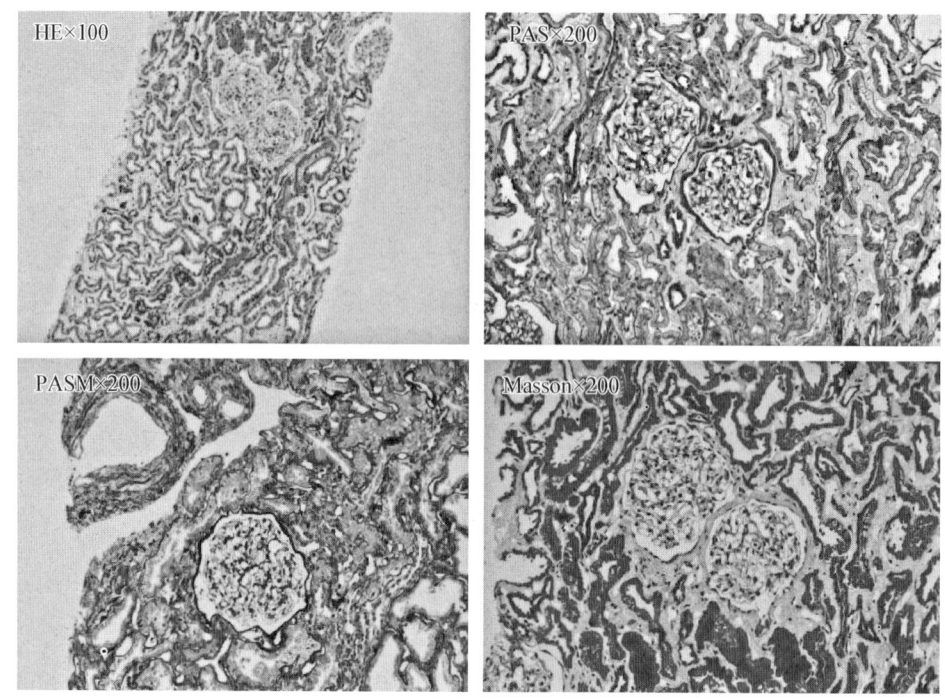

图 4　糖尿病肾脏病（Ⅱa）（见彩图）

西医诊断：糖尿病肾病（Ⅱa）。

中医诊断：消渴肾病，肝肾阴虚，血瘀湿热。

治法：益肾清利、理气活血。

处方：黄柏 10 g，土茯苓 30 g，苍术 30 g，莪术 15 g，白花蛇舌草 30 g，蛇莓 10 g，金蝉花 15 g，水蛭 10 g，柴胡 10 g，郁金 10 g，鬼箭羽 30 g，黄连 10 g，枳壳 10 g，丹参 30 g，白芍 30 g，当归 10 g，川芎 10 g，桃仁 10 g，赤芍 15 g，狗脊 15 g，杜仲 10 g。14 剂，每日 1 剂，水煎服。

二诊：2022 年 8 月 15 日复诊，泡沫尿、舌苔黄腻较前好转，仍有腰膝酸软，上方加川牛膝 15 g，怀牛膝 15 g，积雪草 30 g，加强补气，滋补肝肾，14 剂，服法同前。

三诊：2022 年 9 月 1 日复诊，腰膝酸软好转，偶有头晕，失眠，上方加天麻 15 g，石决明 15 g。14 剂，服法同前。

四诊：2022 年 9 月 15 日复诊，诸症好转，继续服用上方。

五诊：2022年11月3日复诊，肾功能：肌酐108 μmol/L。尿常规：尿蛋白阴性。

【按语】患者肾穿刺病理提示糖尿病肾脏病，平素喜食肥甘厚腻，饮酒较多，体型壮实，四诊合参，辨证为湿热血瘀，首诊以黄连、黄柏、白花蛇舌草、土茯苓等清热燥湿解毒，后患者出现腰膝酸软，头晕，则加用天麻、石决明、牛膝等滋补肝肾、平肝潜阳，同时，水蛭、鬼箭羽、川芎等活血化瘀药物贯穿始终，服用近3个月后诸症好转，复查肾功能明显改善。

典型医案3：张某，女，50岁。

现病史：患者2个月余前因2型糖尿病在内分泌科就诊，查肌酐163 μmol/L，伴泡沫尿，腰酸乏力，无血尿，无尿频尿急尿痛，无关节痛，无皮疹，无发热等不适。2021年6月24日入院，次日化验提示：肌酐148 μmol/L，eGFR36 mL/min/1.73 m²；糖化血红蛋白8.2%，空腹血糖8.1 μmol/L，餐后2小时血糖9.5 μmol/L，24小时尿蛋白定量0.5 g，UACR542 mg/g，肿瘤标志物、免疫相关指标均阴性。既往2型糖尿病病史15年，使用德谷门冬胰岛素14U-12U控制血糖；肾穿刺病理提示：糖尿病肾脏病Ⅳ期，病理图如图5所示。

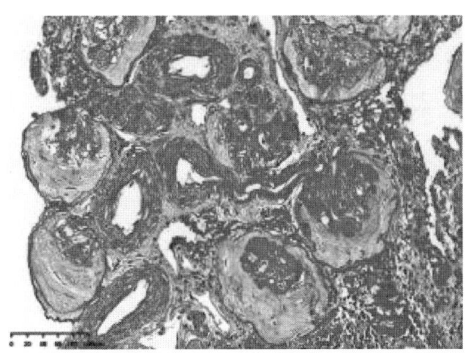 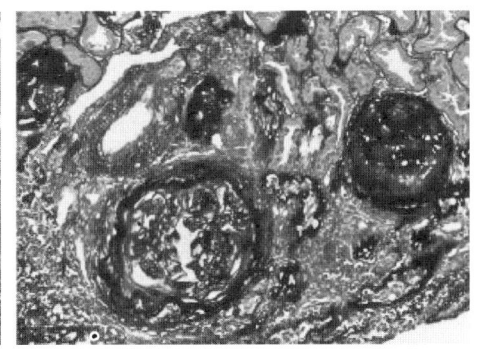

PAS染色 放大倍数 200×　　PASM染色 放大倍数 200×

图5 糖尿病肾病型Ⅳ型（见彩图）

刻下症：泡沫尿、腰酸乏力，偶有头晕，大便可，舌红，舌体瘦小，苔黄腻，脉细弦。

西医诊断：糖尿病肾脏病Ⅳ期。

中医诊断：消渴肾病，肝肾阴虚，湿热血瘀。

治法：益肾清利，活血祛风。

处方：当归 10 g，鸡血藤 30 g，水蛭 10 g，预知子 30 g，鬼箭羽 30 g，莪术 15 g，川芎 10 g，枳壳 10 g，丹参 30 g，金蝉花 15 g，石打穿 30 g，黄芩 10 g，川牛膝 30 g，丹皮 10 g，赤芍 30 g，牛蒡子 30 g，皂角刺 30 g，黄连 10 g，黄柏 10 g，郁金 10 g，虎杖 30 g，白花蛇舌草 30 g，蛇莓 10 g，苍术 30 g，熟大黄 20 g，桑叶 30 g，蒲公英 30 g，知母 10 g。

二诊：2022 年 7 月 14 日复诊，患者头晕、泡沫尿、舌苔黄腻较前好转，仍有腰酸乏力，上方加黄芪 30 g，山茱萸 30 g，女贞子 15 g。

三诊：2022 年 8 月 1 日复诊，患者诉大便稀薄，减赤芍、蒲公英，加白术 30 g，茯苓 30 g。

三诊：2022 年 8 月 15 日复诊，诸症好转，继续上方。

四诊：2022 年 9 月 5 日复诊，泡沫尿、头晕、腰酸乏力较前好转。肾功能：肌酐 140 μmol/L。尿常规：尿蛋白阴性，UACR 101 mg/g。

【按语】患者肾穿刺病理提示糖尿病肾脏病，女性，体型瘦小，泡沫尿、腰酸乏力，偶有头晕，舌红，舌体瘦小，苔黄腻，脉细弦。四诊合参，辨证为肝肾阴虚，湿热血瘀，首诊以黄芩、黄连、白花蛇舌草、虎杖等清热燥湿解毒；二诊患者出现腰酸乏力，加用黄芪、山茱萸、女贞子，益气健脾，滋补肝肾；三诊患者大便稀薄，减少清热药物，加用炒白术、茯苓，同时水蛭、鬼箭羽、川芎等活血化瘀药物贯穿始终，服用近 3 个月后诸症好转，复查肾功能明显改善。

四、慢性肾脏病

慢性肾脏病是指多种因素引起的慢性肾脏结构或功能障碍，是一种缓慢的、进行性发展的肾脏疾病，具有患病率高、死亡率高、医疗费用高、知晓率低等特点，且随着全球老龄化的日益加重，患病率亦逐年上升。临床上主要表现为肾功能减退，各种毒素、代谢产物体内潴留，水、电解质及酸碱平衡紊乱，内分泌功能异常等，严重危害人类健康。

中医古籍中将慢性肾脏病归属于虚劳、关格、腰痛、水肿、癃闭等范畴。现代多数中医学者对于慢性肾脏病的病因病机研究多来源于古籍文献、各代医家经验记载、心得体会等，认为慢性肾脏病病因多为外邪侵袭、饮食不节、情志不调、久病劳欲等，基本病机以脾肾亏虚为本，湿、浊、瘀、毒、痰、热等为标。

（一）慢性肾脏病诊治特色

慢性肾脏病的病机是正气虚损，脏腑功能衰败，湿浊瘀毒阻滞，属于本虚标实，正虚为本，邪实为标，虚实夹杂。慢性肾脏病对脏腑的影响以肾为中心，涉及肝、脾、肺等多脏器。随着病情进展，无论脾肾阳虚或气阴两虚，皆可导致肾之阴阳失调，三焦气化失司，且因升降开合失常、闭藏疏泄失职，致精微不摄而泄漏，水浊不泄而滞留，遂成湿浊、瘀血、邪毒等病理产物而促使疾病的发展；亦可由于病久不愈，气机不畅，血行不利，久病入络而致血瘀，影响肾之泄浊、脾之运化，导致气、血、水运行失常而产生种种病理产物。可见，正虚不能胜邪，致邪羁酿毒，邪留又可生毒，伤及肾、脾、肝等脏腑，互为因果。

叶景华教授始终坚持孟河丁氏和缓有制、寒温融合的学术思想，尤其是对慢性肾脏病的治疗注重平衡思想，"谨察阴阳所在而调之"，分清正邪盛衰的相互关系，权衡脏腑功能情况，判断阴阳失调的特征和发展趋向，以药物的性质调补机体平衡。在治疗时，叶老以阴阳协调为纲，脏腑虚实为目，治疗慢性肾脏病强调扶正与祛邪并用，分清主次，补肾同时兼顾祛风通络，在补益时不忘清热、化湿，以冀达到平衡。叶老治疗本病的总则为标本兼顾，攻补兼施。根据虚实夹杂证候中的主要矛盾和变化，将慢性肾衰分为脾肾气（阳）虚、气血（阴）两虚、阴阳两虚，兼浊毒内蕴、湿瘀内阻等，治以扶正解毒、利湿泄浊、活血化瘀。一般病情比较平稳时以扶正为主，祛邪为次；若感受外邪或其他因素而致病变进展时，实证为急，则以祛邪为主，扶正为次。慢性肾衰为难治之病，须采取综合措施。叶老尤其主张病重者除内服汤剂外，还应配合外治疗法。如中药保留灌肠、中药足浴、中药熏蒸、针灸等。临床观察表明：内治结合外治，不仅可改善症状，血肌酐、尿素氮亦下降，疗效高于单纯内治者。尚需一提，叶老认为，扶正时不可滥用温补，妄投大剂附子、桂枝、红参等，以免耗伤阴血，反助邪势。攻补兼施、内外结合的治疗思路，可使病情稳定，症状改善，部分病人血肌酐、尿素氮亦有所下降，部分患者虽下降不明显，但不再持续上升，达到了延缓慢性肾衰进程、提高患者生活质量的目的。

中医治疗可概括为健脾、益肾、清利、活血、泄浊等，健脾、益肾可辨证选用生黄芪、党参、菟丝子、淫羊藿等；清利可辨证选用青风藤、车前草、荔枝草、蜀羊泉等；活血可辨证选用怀牛膝、川芎、郁金、益母草等；泄浊可辨证选用土茯苓、六月雪、生牡蛎等。在治疗的同时，仍需注意保护正气、顾护胃气，以利于疾病痊愈。在强调中医药治疗优势的同时，仍需借助西医手段控制血糖、血压等，中西医有机结合，方能相得益彰。

（二）慢性肾脏病的辨证分型论治

1. 中医内治法

【脾肾气虚证】

治法：补脾益肾。

推荐方药：香砂六君子汤加减。黄芪、党参、茯苓、白术、山药、山萸肉、春砂、陈皮、六月雪、制大黄等。

【脾肾阳虚证】

治法：温补脾肾。

推荐方药：实脾饮合肾气丸加减。党参、淡附片、白术、茯苓、草果、淫羊藿、山萸肉、熟地黄、菟丝子、六月雪、制大黄等。

【气阴两虚证】

治法：益气养阴。

推荐方药：参芪地黄汤加减。黄芪、山萸肉、太子参、熟地黄、山药、茯苓、牡丹皮、菟丝子、六月雪、制大黄子等。

【阴阳两虚证】

治法：阴阳双补

推荐方药：金匮肾气丸合二至丸加减。肉桂、淫羊藿、山萸肉、熟地、茯苓、泽泻、淮山药、女贞子、墨旱莲、熟附子（先煎）、六月雪、制大黄等。

中成药：金水宝片、百令胶囊、海昆肾喜胶囊、保元排毒丸等。

2. 慢性肾衰的中医外治法

使用中医外治法，充分发挥中医特色，使慢性肾衰的治法多种多样，中医外治主要通过药物、温热及机械刺激三者的作用来调整机体的功能，祛除病邪而达到治疗目的。中医外治慢性肾衰特色疗法包括中药灌肠、中药洗浴（熏蒸）、中药脐疗、结肠透析、针刺等众多外治疗法。

(1) 中药灌肠：中药灌肠以大黄、肉桂、附片、牡蛎、蒲公英、红花等药煎汤成液，高位灌肠使肠道吸收药液，促进毒素从肠道排出体外，改善肾脏功能，这种方法较为简单、有效，即使在较为偏远且条件相对较落后的医院也能方便使用。

(2) 中药洗浴（熏蒸）：中药洗浴（熏蒸）遵循开鬼门、洁净府之法，是通过中药蒸汽作用，使毒素从肌肤排出体外，这极大地丰富了慢性肾衰的治疗手段，结合其他内治疗法，可较好地稳定患者的肾功能水平。

(3) 中药脐疗：用大黄、酒黄柏、制附子、肉桂、丁香、枳实制成丸状，加药酒（用大黄、米酒浸泡）调，敷脐，药性循经络输布周身，从而起到调和气血、疏经通络、理气排毒之效。

(4) 结肠透析：使用大黄、蒲公英、益母草、牡蛎、木炭等进行结肠透析治疗慢性肾衰，也有显著疗效。

(5) 针刺法：针刺法使用针灸针刺入特定穴位（如足三里、三阴交、肾俞、腰阳关等），运用相关补泻手法，以达扶正祛邪之效。

(三) 典型医案

典型医案 1： 沈某，男性，40 岁。

现病史：因"蛋白尿 20 年，血肌酐升高 1 周"入院。患者 20 年前因血尿就诊，查尿常规提示隐血 3+，尿蛋白 3+。肾功能正常，肾穿刺病理诊断为"IgA 肾病"，给予泼尼松及中药对症治疗，复查尿蛋白阴性，自行停药。2020 年 12 月复查，化验提示：肌酐 123 μmol/L，尿蛋白 2+，收治入院。既往高血压病史 3 年，长期口服缬沙坦胶囊；过敏性哮喘病史，未服药治疗；焦虑症病史 1 年余，口服疏肝解郁胶囊。

刻下症：泡沫尿，腰酸乏力，时有腹泻，时有胸闷，胃纳欠佳，夜寐欠佳，舌淡暗苔薄腻，脉沉细。

西医诊断：IgA 肾病。

中医诊断：慢性肾衰，脾肾气虚兼血瘀湿浊。

治法：健脾益肾、活血化瘀、化湿泄浊。

处方：黄芪 30 g，党参 20 g，茯苓 30 g，炒白术 15 g，芡实 30 g，金樱子 30 g，菟丝子 30 g，煅牡蛎 30 g，桂枝 10 g，炒僵蚕 15 g，半夏 10 g，柴胡 10 g，佛手 10 g，枳壳 10 g，甘草 6 g。

二诊：患者 2021 年 1 月 5 日复查，肌酐 114 μmol/L，尿蛋白＋，24 小时尿蛋白定量 420 mg。患者小便泡沫较前减少，乏力好转，稍有怕冷，腹泻好转，舌淡暗，苔薄白，脉细。原方加干姜 10 g。

三诊：患者 2021 年 2 月 3 日复查，肌酐 97 μmol/L，尿蛋白＋－，24 小时尿蛋白定量 212 mg。患者小便泡沫较少，腰酸乏力好转，无明显腹泻，舌苔较前偏黄腻，脉细，上方加予黄芩 10 g，赤芍 15 g。

【按语】患者年轻男性，反复腰酸乏力，伴有腹泻，舌淡暗、脉沉细，综合四诊，证属脾肾气虚兼血瘀湿浊，治疗中虚实兼顾，攻补兼施，真正体现了辨病与辨证相结合，方中重用黄芪合四君子补脾肾之气，壮先后天之本，配合芡实、金樱子等固摄精微，辅以活血、祛风、通络及化湿之品，以达疗效。

典型医案 2：程某，男性，80 岁。

现病史：因"蛋白尿 8 年，血肌酐升高 8 年，水肿 1 周"入院。患者 2016 年因体检发现蛋白尿，血肌酐 160 μmol/L，就诊于外院，长期口服百令胶囊、尿毒清颗粒、复方 α-酮酸片等，多次复查肾功能提示肌酐进行性升高。2024 年 4 月血肌酐上升至 300 μmol/L，至外院住院治疗，稍有好转出院。2024 年 8 月 12 日患者外院复查血肌酐 295 μmol/L，尿蛋白 3＋，24 小时尿蛋白定量 1 280 mg，至门诊就诊。既往高血压病史 15 年，长期口服硝苯地平缓释片、厄贝沙坦片；高尿酸血症病史 8 年，目前长期口服非布司他片。

刻下症：腰酸乏力，小便泡沫样，双下肢水肿，胃纳一般，夜尿 4～5 次，大便尚调，夜寐一般，舌淡暗，苔白腻，脉沉细。

西医诊断：慢性肾脏病 4 期。

中医诊断：慢性肾衰，脾肾气虚兼血瘀湿浊证。

治法：健脾益肾，化瘀泄浊。

处方：黄芪 30 g，茯苓 30 g，炒白术 15 g，巴戟天 10 g，淫羊藿 15 g，当归 10 g，泽兰 30 g，水蛭 6 g，莪术 15 g，麻黄 5 g，细辛 3 g，附片 5 g，佛手 10 g，金蝉花 15 g，鱼腥草 30 g，金荞麦 30 g，陈皮 10 g，甘草 5 g。

二诊：2024 年 8 月 23 日复查，血肌酐 286 μmol/L，尿蛋白 2+。患者腰酸乏力稍改善，泡沫尿，双下肢轻度水肿，怕冷，胃纳不佳，舌淡暗苔薄白，脉沉细。原方改附片 10 g，减麻黄、细辛，加川牛膝 15 g，川芎 10 g，桃仁 10 g，炒楂曲各 30 g，鸡内金 10 g。

三诊：2024 年 9 月 18 日复查，血肌酐 252 μmol/L，尿蛋白 2+。患者腰酸乏力较前好转，小便泡沫减少，夜尿 3~4 次，双下肢不肿，胃纳改善，舌淡暗苔薄白，脉沉细。

【按语】 根据辨证与辨病相结合的原则，患者证候与脾肾二脏有关。脾肾气虚，运化水湿不利，故水湿内停，气虚无力固摄，精微下泄，肾虚不能分清秘浊，故见泡沫尿。在治疗上重用黄芪、白术等药，以益肾健脾。加金蝉花、川芎、莪术、水蛭等品，以活血祛风，治疗效果颇佳。

典型医案 3：曹某某，男，47 岁。

现病史：因"蛋白尿 7 年余，血肌酐升高半月余"入院。患者 7 年前体检发现尿蛋白 2+，外院就诊，口服氯沙坦钾片，每次 50 mg，每日 1 次，未规律复诊。平素体检提示尿蛋白弱阳性，血脂升高（具体报告不详）。2024 年 7 月体检发现尿蛋白 2+，血肌酐 108 μmol/L，镜检红细胞提示阳性（5~10/HP），2024 年 7 月 9 日住院治疗，化验提示：24 小时尿蛋白定量 3 104 mg，肌酐 108 μmol/L。7 月 15 日行肾穿刺活检术，术后病理提示 IgA 肾病，球性硬化 2/19，肾小管间质在慢性病变基础上存在灶性急性病变，Lee 分级：Ⅲ级，牛津分类：M1 E0 S0 T0 C0。病理图如图 6 所示。

刻下症：大量泡沫尿，乏力，双下肢轻度水肿，胃纳一般，大便尚调，夜寐尚安，舌淡暗，苔薄黄，脉细。

西医诊断：IgA 肾病。

中医诊断：慢性肾衰，脾肾气虚兼血瘀。

治法：健脾益肾，活血化瘀，止血通淋。

处方：党参 20 g，茯苓 30 g，炒白术 15 g，白茅根 30 g，小蓟 30 g，地锦

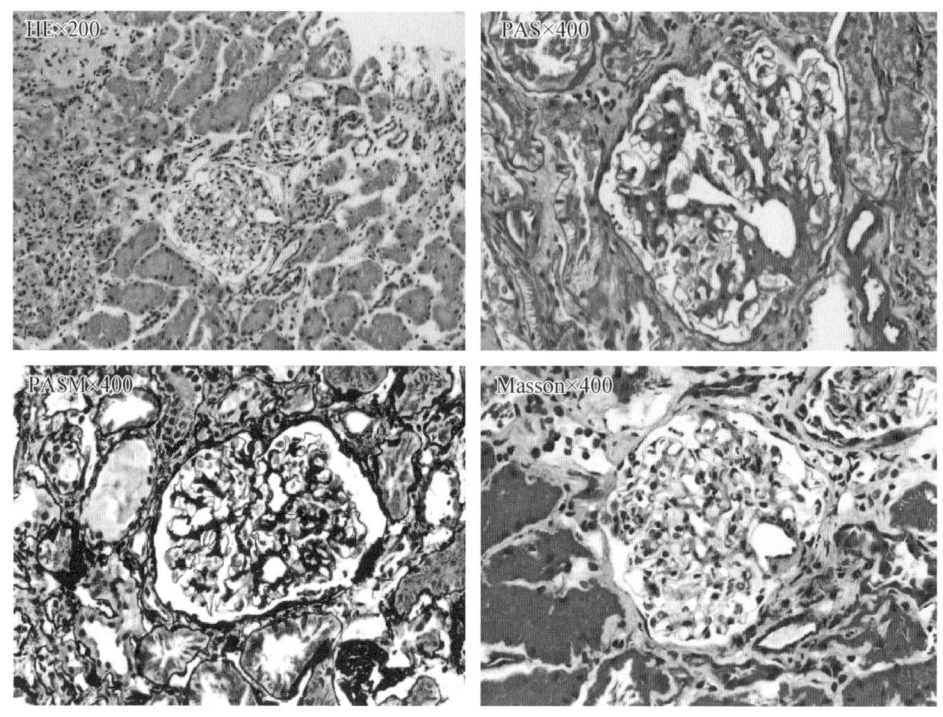

图 6　IgA 肾病（见彩图）

草 30 g，莪术 15 g，丹参 30 g，王不留行 30 g，景天三七 30 g，赤芍 30 g，桃仁 10 g，地龙 10 g，僵蚕 15 g，半夏 10 g，甘草 5 g。

二诊：2024 年 7 月 25 日复查，24 小时尿蛋白定量 1 410 mg，肌酐 106 μmol/L，尿常规红细胞阴性。患者泡沫尿，双下肢不肿，胃纳尚可，大便调，夜寐安，原方去小蓟、茅根、地锦草，加鹿衔草 30 g，桑寄生 30 g，芡实 30 g，积雪草 30 g。

三诊：2024 年 8 月 16 日复查，24 小时尿蛋白定量 627 mg，肌酐 114 μmol/L。患者泡沫尿较前减少，稍有乏力，双下肢不肿，胃纳尚可，大便调，夜寐安，舌红少苔，脉细。上方加熟地黄 15 g，炒白芍 15 g，益母草 15 g。

【按语】慢性肾衰多因脏腑亏虚，气血运化不利，开合失常，使脾失升清降浊之功，肾失气化温煦之力，而出现诸多证候，故在治疗上多用鹿衔草、桑寄生等补肾之品。患者血瘀贯穿始终，故在治疗时注意活血化瘀之法的应用。在治疗血尿时尤注重凉血止血，如用生地榆、炒槐花、小蓟、茅根等。

五、高血压肾病

高血压肾病指由原发性高血压病所导致的肾脏小动脉或肾实质损害。肾脏是高血压主要攻击的靶器官。高血压导致肾小球高压力、高灌注、高滤过，进而导致肾小球损伤。长期高血压导致动脉硬化，肾小球及肾小管缺血，进一步加重肾损伤。有文献报道，未经治疗的原发性高血压病患者 42% 可发展为肾脏硬化性损害，有 10%～15% 的患者死于肾功能衰竭。

高血压肾病诊断标准：

① 高血压病史 5～10 年，伴微量白蛋白尿或轻、中度蛋白尿，或出现肾功能损害等临床表现。

② 高血压家族史，或伴有其他靶器官损害，如高血压性心脏病、冠状动脉粥样硬化性心脏病、外周及脑血管疾病等。

③ 除外其他病因导致肾脏疾病的可能。

④ 肾穿刺活检病理符合高血压引起的肾小动脉硬化。

高血压肾病是一种排除性诊断，高血压肾病的尿蛋白定量一般不超过 1～1.5 g/d，蛋白尿的出现时间明显晚于高血压。

中医并无高血压肾病之病名，但由于头晕、头痛、目眩常是患者的主要症状，根据其临床表现将其归于中医"水肿""头痛""关格""眩晕""尿浊"等范畴。《素问·至真要大论》曰："厥阴之胜，耳鸣头眩……"《类证治裁》曰："良由肝胆乃风木之脏……震眩不定。"指出眩晕与肝脏关系密切。《素问·至真要大论》曰："诸风掉眩，皆属于肝。"《金匮要略·痰饮咳嗽病脉证并治第十二》曰："心下有支饮，其人苦冒眩，泽泻汤主之。""假令瘦人，脐下有悸，吐涎沫而癫眩，此水也，五苓散主之。"孙思邈在《备急千金要方》首次提出"风眩"的病名及定义，"夫风眩之病，起于心气不定，胸上蓄实，故有高风面热之所为也。痰热相感而动风，风心相乱则闷瞀，故谓之风眩"。并且提出风、热、痰致眩的观点。

本病多与饮食起居失节、七情内伤、先天禀赋等相关。饮食膏粱厚味，伤及脾胃，脾胃运化失常，津液代谢异常而致痰湿内生，痰浊上犯则发为眩晕，水湿外溢则发为水肿；此外，痰湿久聚可致气机受阻，气滞则血行不畅而成血瘀，瘀阻于肾络则肾调节水道的功能失常，亦可发为水肿。肝主疏泄，情志过极化火，肝火旺盛，并且肝肾同为下焦，乙癸同源，肝火日久可损伤肾络，故秦建国等将"肾络瘀损"视为高血压肾病的重要病机。此外，肝火素旺者伤及肝阴，肝阴不足可致肝阳偏亢，发为眩晕、头痛等症，肝阴不足日久可盗肾水之母气，出现腰膝酸软、疲惫之态。先天所受之精气不足可直接导致肾精、肾气乏源，肾络失养而出现肾脏功能失调，瘀浊毒邪停聚，变生百病。

(一) 高血压肾病论治特色

1. 滋水涵木，祛内风

高血压肾病的病机关键是阴不敛阳，水不涵木。高血压病属眩晕、肝风范畴，《素问·至真要大论》云："诸风掉眩，皆属于肝。"肝风上扰，易出现头胀头痛，面红目赤。而高血压肾病多为内风扰肾，肾失封藏，出现夜尿增多，蛋白尿。肝为风木之脏，体阴用阳，主升主动，易化风化火，为刚脏。肾为水火之脏，内藏阴阳，主收主藏，为生命之根，五脏之本。肝肾之间为母子关系，肝藏血，肾藏精，精血同源，故治内风须滋阴潜阳，滋水涵木。平肝潜阳，用天麻、钩藤。天麻甘、平，为治风之要药，能入厥阴之经而治诸病。钩藤甘、微寒，能入络通心包，两药相合，清肝热息内风。补肾填精，用生地黄、熟地黄、牛膝，其中生地黄能养阴清热，熟地黄能养血滋肾，牛膝引血下行，折其上亢之阳，补益肝肾。三药相合，既清热又补肾。头胀痛甚者加用赭石、牡蛎，此类药物能重镇潜阳。症状不缓解者再吞服羚羊角（粉）、珍珠（粉）。口干怕热心烦者加用夏枯草、黄芩、栀子。夏枯草能补养厥阴血脉，又能疏通结气，对肝郁化火伤阴者尤其适用。口干便秘者加用玄参、天冬，此药对能清肺气，肺中清肃之气下行，自能镇制肝木，所谓佐金平木。舌苔腻者加茯苓、浙贝母。胸闷不舒者加用香附、陈皮。

2. 培土固元，补脾肾

脾肾亏虚是高血压肾病出现蛋白尿的主要病机。尿蛋白为人体的精微物质，由肾收藏，由脾化生。脾为后天之本，吸纳谷气精微，充养先天之本，使肾气充足。脾主运化，有输布精微、分化水湿之功。水谷精微之气，经脾之升发，散精于五脏，敷布于六腑；肾主气化，司开阖，开则泄浊毒，阖则固精微。脾虚则不能升清，谷气下流，脾失固摄，精微下注。肾为先天之本，《诸病源候论》曰："劳作肾虚，不能藏于精，故因小便而精液出也。"肾虚则封藏失司，肾气不固，精微下泄。长期大量蛋白尿，精微物质大量随小便而去，脾肾失于濡养，虚损进一步加重，病久迁延难愈。治疗用黄芪原因有四：一是利水消肿，二是益气以摄精微，三是配当归以益气养血，四是用其固表扶正，以防水肿复发。芡实味甘、涩，归脾、肾经。其功效与山药相似，虽滋补力不及山药，但收涩力更甚，并且仅作用于脾肾两脏。黄芪与芡实相合，补益固摄力强。健脾泄浊用金雀根和薏苡仁根。金雀根又名土黄芪，味苦、微辛，性平，归肝、脾、肾经，清肺益脾，活血通脉。治体虚乏力，水肿，风湿痹痛，跌打损伤。薏苡仁根味苦、甘，性寒，清热，利湿，健脾。两药相合能健脾益气利湿，对脾虚湿困者尤为偏用。

3. 活血祛瘀，通肾络

肾络瘀阻是高血压肾病发生、进展的主要因素，活血通络须贯穿治疗高血压肾病的始终。叶天士云："经主气，络主血""初为气结在经，久则血伤入络"。瘀血生成或可因肝肾亏虚，阴血不足，邪热内扰，熬液成瘀，肾络闭阻；或可由脾失健运，水湿内停，水病及血而致瘀。血证有寒热虚实缓急之分，遣方用药须注意区别。凉血活血用丹参、牡丹皮，活血清热解毒用制大黄、虎杖，温经活血用桃仁、红花，止血不留瘀用景天三七、琥珀，破瘀消癥用鬼箭羽、莪术，急攻者可用虫类药如水蛭、蟅虫，利水化瘀用泽兰、马鞭草、益母草，活血祛风用接骨木、积雪草。接骨木，味甘、苦，性平，有活血通络、祛风利水之功，可治风湿痹痛、腰痛水肿、跌打损伤、瘾疹。积雪草，味苦、辛，性平，归肝、脾、肾经，有活血消肿，清热利湿之功，可治跌打损伤，湿热黄疸，痈肿疮毒。接骨木和积雪草二药相合可活血祛风，并对肾功能有一定的改善作用。

（二）高血压肾病的辨证分型论治

【肝火湿热证】

头晕，目眩，口干，口苦，口舌生疮，颜面油脂分泌多，性急易怒，失眠，焦虑，水肿，舌红苔黄腻，脉滑数。

治法：清肝泻火，清热利湿。

推荐方药：龙胆泻肝汤（《医方集解》）加减。龙胆草6g，栀子6g，生地黄15g，柴胡9g，黄芩9g，生甘草3g，绵茵陈12g，土茯苓15g，薏苡仁15g，黄柏9g，川牛膝15g，泽泻等。

【阴虚阳亢证】

头晕，目眩，胁肋或隐痛或热痛，性急易怒，腰膝酸楚，筋脉挛急，关节活动不利，眼睛干涩，溲黄津少，舌体瘦小少苔，脉弦细而数。

治法：平肝息风，益气养阴。

推荐方药：天麻钩藤饮（《杂病症治新义》）加减。双钩藤15g，牛蒡子15g，天麻10g，杜仲15g，川牛膝15g，桑寄生15g，生黄芪15g，桑椹15g，大黄6g，六月雪15g，龙舌草15g，黄芩6g，决明子15g。

【肾精亏虚证】

头晕目眩，视物模糊，耳鸣，肢体麻木，失眠多梦，腰膝酸软，遗精，女子经量少，小便混浊或排尿无力，舌光红无苔，脉细弱或细数。

治法：补益肝肾，清热泄浊。

推荐方药：益肾清浊汤加减。茯苓15g，淮山药15g，熟地黄15g，山茱萸15g，黄柏9g，知母9g，牡丹皮9g，桑寄生15g，鹿衔草15g，车前子（布包）15g，六月雪15g，大黄6g，牛膝。

【脾肾阳虚证】

面色㿠白，眼睑、下肢水肿，胸胁胀满，手足不温，腰膝酸软，口干不渴，小便清长，尿少或尿闭，舌淡胖，苔少，脉沉细等。

治法：温肾健脾，利水消肿。

推荐方药：济生肾气丸（《济生方》）加减。熟地黄15g，山茱萸15g，牡丹皮9g，山药15g，茯苓15g，泽泻9g，肉桂6g，炮附子（先煎）6g，怀牛膝15g，车前子（布包）15g，淫羊藿15g，陈皮6g，桑寄生15g，生大黄6g，六月雪。

【浊瘀阻滞证】

面色晦暗，周身乏力，纳呆，恶心，呕吐，腰痛，双下肢水肿，小便混浊、色黄，大便干结，舌质暗红，苔黄厚腻，脉沉滑或弦涩等。此型多见于晚期的慢性肾功能不全的患者，此时患者病情多危重，变症峰起，患者多伴有感染、电解质紊乱、心力衰竭、出血等并发症。

治法：补肾活血，利湿泄浊。

推荐方药：补肾活血解毒汤加减。连翘10 g，葛根10 g，柴胡5 g，牡丹皮6 g，大黄6 g，红花3 g，当归6 g，生地黄10 g，玄参15 g，枳壳6 g，赤芍10 g，甘草3 g，黄芪15 g，丹参10 g，六月雪。若血瘀重者，加三棱10 g、莪术10 g；若纳呆、腹胀者，加明党参15 g、炒白术15 g、厚朴15 g；大便干结者，加生大黄。

（三）典型医案

刑某，男，47岁。

现病史：患者于2020年1月28日无明显诱因出现乏力，纳差，无恶心呕吐，伴行走时气急明显，夜间睡眠差，之后症状逐渐加重，走路乏力。2月20日至外院门诊就诊，测血压200/100 mmHg，化验提示：24小时尿蛋白定量1 390 mg，肌酐419.4 μmol/L，尿素氮18.84 mmol/L，尿酸590.3 μmol/L。心电图：左心室高电压，ST段压低，T波改变。后于转院治疗，行经皮肾穿刺活检术，术后病理提示：恶性高血压肾损害（血栓性微血管病样改变）伴急性肾小管坏死。病理图如图7所示。为求进一步诊疗，于叶景华教授传承人米秀华主任门诊中药汤剂诊疗。

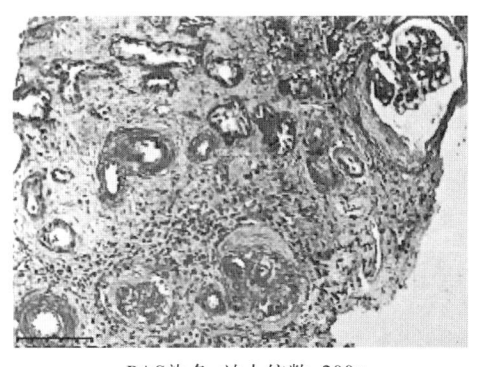
PAS染色 放大倍数 200×

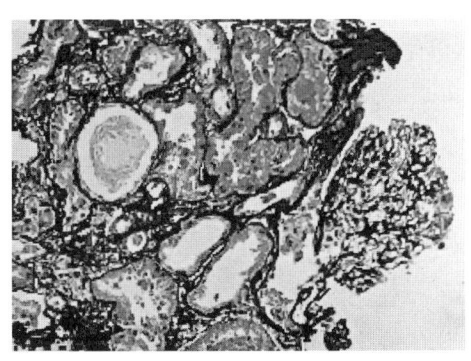
PASM染色 放大倍数 200×

图7 恶性高血压肾损害（见彩图）

刻下症：神清，精神尚可，面部潮红，腰酸腰痛，夜尿频数，大便溏稀。舌质暗红，苔薄黄，脉细弦。

西医诊断：恶性高血压肾损害（血栓性微血管病样改变）伴急性肾小管坏死。

中医诊断：高血压肾病，肝肾阴虚兼湿瘀互结证

治法：补益肝肾，利湿化瘀。

处方：当归10 g，川芎10 g，六月雪30 g，预知子30 g，泽兰30 g，益母草15 g，天麻10 g，炒蒺藜15 g，桑螵蛸20 g，熟大黄20 g，怀牛膝15 g，莪术15 g，黄芪60 g，川牛膝15 g，丹参30 g，桃仁15 g，地龙10 g，僵蚕15 g，积雪草30 g，水蛭10 g，三棱10 g，金蝉花15 g，巴戟天10 g，淫羊藿15 g，仙茅30 g，肉苁蓉10 g，菟丝子30 g，王不留行30 g，党参15 g，鹿衔草30 g，桑寄生30 g。14剂，每日1剂，水煎服。

二诊：2021年1月17日复诊，患者头晕较前好转，仍有腰痛乏力等不适，四诊同前，原方加菟丝子30 g，王不留行30 g，石打穿30 g，石见穿30 g，芡实30 g。14剂，服法同前。

三诊：2021年5月20日复诊，患者无明显头晕，腰酸乏力好转，上方加去石打穿、石见穿，加王不留行30 g，地龙10 g，三棱10 g。14剂，服法同前。

患者门诊长期随访口服中药汤剂，血肌酐维持在180～200 μmol/L，24小时尿蛋白定量维持在200～300 mg。

【按语】肝、脾、肾功能失调，瘀痰湿浊互结是高血压肾病的主要病机，本病多为本虚标实之证，治疗强调扶正祛邪并进，扶正以调整阴阳盛衰，以求阴阳平衡，驱邪以利湿化瘀为主。患者病情进展较快，但经中医辨证论治，治以补益肝肾、活血化瘀、清热利湿，标本兼治，疗效颇佳。

六、尿酸性肾病

原发性高尿酸血症的诊断标准为：在37℃、pH 7.4的生理条件下血尿酸

在男性及绝经后妇女超过 416 μmol/L；绝经前妇女超过 357 μmol/L，并排除其他肾脏病、血液病、肿瘤、化疗及噻嗪类利尿剂等所致的继发性高尿酸血症，即可诊断为原发性高尿酸血症。在原发性高尿酸血症的基础上，出现肾脏损害的证据，即可诊断为尿酸性肾病。

尿酸性肾病的临床表现较为隐匿，也不一定有痛风发作史，患者多无明显症状，若不行血尿酸检查极易导致漏诊。尿酸性肾病最早期主要以肾间质损害为主，首先表现为肾小管浓缩功能下降，出现多尿、夜尿，尿比重降低，尿常规大多正常，可间歇性出现小量蛋白尿和镜下血尿。此时尿中肾小管标志蛋白如 β_2 微球蛋白、α_1 微球蛋白、尿调节蛋白及视黄醇蛋白等增高，尿渗透压降低，尿中微量白蛋白可以增高。随着病情的进展，可以出现持续性尿蛋白，但一般不会出现大量蛋白尿。后期出现肾小球滤过率下降，血肌酐、尿素氮增高，发展为慢性肾衰。

中医书籍中无准确与"尿酸性肾病"相对应的病名，但有与其症状相关的记载，可分早、中、后期进行相应辨证。尿酸性肾病早期湿热流注下肢筋骨、趾关节或第一跖趾关节最低部位，局部红肿热痛，归属于中医"痛风痹证""厉节病""痛风肿"等范畴。《丹溪心法·水肿》曰："风肿者，皮粗，麻木不仁，走注疼痛。"《医学入门·水肿》言："风肿者，即痛风肿，肿面多风热，肿腿多风湿。"《重辑严氏济生方·诸湿门·中湿论治》指出："夫白虎历节病者，世有体虚之人，将理失宜，受风寒湿毒之气，使筋脉凝滞，血气不流，蕴于骨节之间，或在四肢，肉色不变。其病昼静夜剧，其痛彻骨，如虎之啮，名曰白虎之病也。痛如掣者，为寒多；肿满如脱者，为湿多；汗出者，为风多。"故其病机可归纳为素体虚弱，养护失宜，外感风寒湿毒之气，致使筋脉凝滞，血气不流，积滞于四肢、骨节、脏腑。随着病情逐渐加重，中期临床出现腰部酸痛、小腹胀满、水肿，可归属于"肾痹""腰痛""水肿"等范畴。《素问·痹论篇第四十三》言："淫气遗溺，痹聚在肾。"《素问·四时刺逆从论》言："太阳有余，病骨痹身重；不足病肾痹。"当尿酸性肾病发展至肾衰，出现恶心、呕吐则归属于"关格""肾劳"等范畴。《备急千金要方·卷十九·肾脏方·肾劳第三》："凡肾劳病者，补肝气以益之，肝旺则感于肾矣。人逆冬气，则足少阴不藏。肾气沉浊，顺之则生，逆之则死；顺之则治，逆之则乱；反顺为逆，是为关格，病则生矣。"指出应以补益肝气为治疗大法。因此，本病是因素体虚弱，调养不当，感受风寒湿毒之气，致使筋脉凝滞，血气不流，积滞于骨节之间，或积滞于四肢所致。由于感受邪气有所侧重，故证候也各有不同。在其演变过程中，虽以本虚为主，又有邪实侵袭，然本虚标实、虚实并见、寒热错杂是其病机演变的基本特征，此特征决定了此病病势缠绵、证候多变、难以速愈。

（一）尿酸性肾病论治特色

尿酸性肾病的根本原因在于脾肾的亏虚，肾气亏虚导致膀胱气化失常，脾气运化功能减弱，导致湿浊内生，痰瘀互结，痹阻肾络，最终形成尿酸性肾病。湿浊痰瘀是尿酸性肾病的主要病理产物，也是病情发展的重要标志。湿浊源于脾的运化功能失常，痰瘀则与肾气的亏虚有关。湿浊痰瘀在体内积聚，阻塞经络，影响气血运行，导致关节疼痛、肿胀、畸形等症状。饮食不节和外邪侵袭是尿酸性肾病发病的重要诱因。过量摄入肥甘厚味、酒肉等食物，会导致脾胃受损，湿浊内生。同时，外感风、寒、湿、热等邪气，也会侵袭人体，与内湿相结合，进一步加重病情。病程日久则累积成关节畸形，脾肾功能衰败，不能升清降浊，导致肾衰竭。

在治疗本病的主要治则为祛风、化瘀、利湿，通过祛风、化瘀、利湿的方法，清除体内的病理产物，恢复经络气血的正常运行，从而缓解症状并改善肾功能。根据尿酸性肾病的病机特点，以祛风化瘀利湿方为基本方治疗，该方由威灵仙15 g，制大黄10 g，虎杖30 g，川草薢30 g，鬼箭羽30 g组成，具有祛风化湿、活血化瘀通络之功效。关节疼痛甚者，可选加乳香、没药、延胡索、僵蚕、全蝎、蜈蚣，以增强活血化瘀、通络止痛的效果。上肢关节痛者，加桂枝，下肢关节痛者加川牛膝，以引导药效至病变部位。受寒痛剧、痛有定处，舌苔薄白，脉紧者，加制川乌、草乌、细辛、麻黄，以温经散寒、通络止痛。红肿热痛明显、发热口干，舌红苔薄黄，脉数者，加蒲公英、地丁草、野菊花、大青叶，以清热解毒、消肿止痛。肌肤关节麻木肿胀，舌苔腻，脉濡缓者，加制苍术、生薏苡仁、茯苓，以健脾利湿、通络止痛。关节疼痛时重时轻，关节肿大或有瘀斑，舌淡黯或有瘀斑者，加桃仁、红花、赤芍、牡丹皮、水蛭、泽兰，以活血化瘀、通络止痛。病久肝肾虚，症见腰膝酸软乏力、头晕耳鸣者，加熟地黄、枸杞子、制首乌、白芍，以滋补肝肾、强壮筋骨。关节畸形僵硬、痛风结石者，加白芥子、山慈菇、莪术、三棱，以化痰散结、通络止痛。

在辨证使用汤药的同时，还常根据患者的病情配合使用中药局部外敷疗法。关节红肿热痛者，可予以金黄散加凡士林调匀外敷以增强局部效果清热解毒、消肿止痛。治疗尿酸性肾病，除了使用药物疗法外，还应重视对患者的日常调摄，这对于尿酸性肾病的治疗和预防复发至关重要。同时加强患者的心理疏导，消除各种心理压力，保持愉悦的心情，避免因紧张、过度疲劳、焦虑、强烈的精神刺激以诱发本病进展。急性发作期的患者应卧床休息，平时应避免受寒，不过度劳累；忌食高嘌呤饮食（动物内脏、蟹、鱼虾、海味等），肉类、豌豆、菠菜亦须少吃，可多食山慈菇、百合等低嘌呤食物；多饮水以利尿酸排出，不饮酒以减少尿酸的生成和沉积；肥胖者应减肥，控制食量，适当增加运动以改善代谢状况。另外，嘱咐患者日常可用玉米须煎汤代茶煎服以促进尿酸排泄。

（二）尿酸性肾病的辨证分型论治

结合《痛风及高尿酸血症中西医结合诊疗指南》与《国际中医临床实践指南痛风（2024-03-14）》分型如下：

湿浊内蕴证：肢体困重，形体肥胖，嗜食肥甘，口腻不渴，大便黏滞。舌淡胖，或有齿痕，苔白腻，脉滑。

治法：祛湿化浊。

推荐方药：平胃散合五苓散。苍术、厚朴、陈皮、猪苓、泽泻、车前子、桂枝、白术、土茯苓、萆薢、薏苡仁、玉米须、冬瓜皮、木瓜。

湿热毒蕴证：关节红肿热痛，关节痛剧，关节疼痛频繁发作，发热，烦躁不安，口苦、口臭，大便黏滞不爽或臭秽。舌质红，苔黄腻或黄厚，脉弦滑或滑。

治法：清热解毒，利湿化浊。

推荐方药：四妙散或秦皮痛风方或当归拈痛汤合宣痹汤。苍术、黄柏、牛膝、薏苡仁、秦皮、黄连、防风、车前子、土茯苓、山慈菇、萆薢、豨莶草、泽泻、当归、黄芩、葛根、防己、生石膏、车前草、猪苓、虎杖、秦艽、忍冬藤、金钱草、蜂房、赤芍、牡丹皮、茵陈、马齿苋、槐花、菊苣。

寒湿痹阻证：关节冷痛，得寒痛剧，得热痛减，关节拘急，畏寒肢冷，喜温，口淡不渴。舌质淡，苔白或腻，脉弦或紧。

治法：温经散寒，祛湿通络。

推荐方药：桂枝附子汤或桂枝芍药知母汤。桂枝、黑顺片、麻黄、防风、白术、白芍、知母、生姜、细辛、羌活、独活、黄芪、牛膝、山药、白芷。

痰瘀痹阻证：关节肿痛，反复发作，局部硬结或皮色暗红，关节刺痛，关节屈伸不利，关节畸形。舌质紫暗，苔白腻，脉弦或弦滑。

治法：化痰散结，活血通络。

推荐方药：上中下通用痛风方或双合汤。当归、白芍、川芎、生地黄、清半夏、陈皮、土茯苓、桃仁、红花、白芥子、黄柏、胆南星、防己、威灵仙、龙胆草、皂角刺、土贝母、萆薢、赤芍、丹参、泽兰、络石藤、僵蚕、地龙、水蛭、姜黄。

脾虚湿热证：关节肿痛缠绵难愈，身重烦热，局部硬结，脘腹胀满，大便黏滞或溏稀。舌淡胖，或有齿痕，舌苔白腻或黄腻，脉细滑。

治法：益气健脾，清热利湿。

推荐方药：防己黄芪汤。防己、黄芪、白术、苍术、黄柏、牛膝、薏苡仁、土茯苓、泽泻、车前子、萆薢、太子参、山药、莲子、防风、茯苓、陈皮、茵陈、丝瓜络。

脾肾亏虚证：关节疼痛反复发作，关节屈伸不利、僵硬或畸形，神疲乏力，腰膝酸软，肢体困重，周身水肿。舌淡苔白，脉沉缓或沉细。

治法：健脾益肾，燥湿化浊。

推荐方药：济生肾气丸合参苓白术散。熟地黄、山萸肉、山药、泽泻、牡丹皮、茯苓、黑顺片、肉桂、党参、白术、薏苡仁、黄芪、萆薢、车前子、牛膝、杜仲、土茯苓、陈皮、独活、桑寄生、淫羊藿、续断、女贞子、黄精、枸杞子。

肾虚浊瘀证：神疲腰酸，关节隐痛或伴硬结，肢体水肿，小便不利或清长或混浊。舌暗，苔腻，脉沉。

治法：益肾泌浊，通瘀利水。

推荐方药：济生肾气丸合桂枝茯苓丸。炮附子、桂枝、熟地黄、山药、山茱萸、茯苓、泽泻、牡丹皮、川牛膝、车前子、赤芍、桃仁。

脾肾亏虚证：神疲身困，肢体酸痛，关节隐痛或伴硬结，腹满便溏，小便不利或清长。舌暗，苔腻，脉沉缓。

治法：健脾益肾，祛湿化浊。

推荐方药：防己黄芪汤合萆薢分清饮。生黄芪、防己、炒白术、萆薢、益智仁、石菖蒲、乌药、生姜、炙甘草、大枣。

此外，根据《中国高尿酸血症相关疾病诊疗多学科专家共识（2023年版）》指出在辨证论治的基础上，用药还可依据现代药理学研究成果加减。如土茯苓、虎杖、菝葜、黄柏、葛根、姜黄能抑制黄嘌呤氧化酶的活性，降低血尿酸水平；萆薢、栀子、车前草等可调控尿酸盐转运蛋白的表达，减少尿酸的重吸收，促进尿酸排泄。

（三）典型医案

典型医案 1：张某，男，33 岁。

现病史：患者 5 天前无明显诱因下出现双踝关节、右膝关节、右足大趾疼痛，局部皮温轻度升高，皮肤颜色无明显变化，因疼痛行走不便，无水肿，无发热，无恶心、呕吐，无二便异常，无腰酸腰痛。肾功能检测提示：血肌酐 99 μmol/L，尿酸 361 μmol/L，尿常规未见异常。

刻下症：双踝关节、右膝关节、右足大趾疼痛，略有乏力，胃纳可，二便尚调，夜寐尚安。舌暗红苔薄黄腻，脉细。

西医诊断：尿酸性肾病

中医诊断：痛风，湿热蕴肾。

治法：清热化湿、活血化瘀。

处方：蒲公英 30 g，天葵子 30 g，紫花地丁 30 g，野菊花 10 g，金银花 15 g，郁金 10 g，地龙 10 g，川牛膝 15 g，怀牛膝 15 g，醋延胡索 30 g，蜜麸炒枳壳 10 g，当归 10 g，鬼箭羽 30 g，泽泻 15 g，蜜麸炒僵蚕 15 g，甘草 5 g。

二诊：患者疼痛明显减轻。黄芩 10 g，豨莶草 30 g，地龙 10 g，蜜麸炒僵蚕 15 g，白花蛇舌草 30 g，蛇莓 10 g，蜜麸炒枳壳 10 g，玉米须 30 g，当归 10 g，郁金 10 g，赤芍 30 g，秦艽 10 g，半枝莲 30 g，半边莲 30 g，蜜麸炒苍术 15 g，炒车前子（包煎）30 g，黄芪 30 g，鹿衔草 30 g，槲寄生 30 g。

三诊：患者疼痛缓解，稍觉胃脘不适，在上方加黄连 5 g。

四诊：患者无明显疼痛，稍觉手指关节活动不利，在上方减秦艽，加皂角刺 30 g。

【按语】该患者年轻，平素应酬多，饮食不节，喜食肥甘厚味，因发病之初症状并不明显，不予重视，就诊时往往延误，常致脾失健运，蒸腾气化失司，水湿内停，蕴久化热，痰热蕴结，阻闭经络，深入肾府，致肾失分清泌浊，且风邪深伏于肾，肾络瘀阻而变生百病，是故强调湿热内蕴、痰热阻络是本病的病机关键，主张以清热化湿和络为治则，用药可以加以黄芩、豨莶草、蒲公英、天葵子、紫花地丁、野菊花、金银花、白花蛇舌草、蛇莓、半枝莲、半边莲等药物清热解毒化湿；巧用祛风药僵蚕达到通络止痛之效。

典型医案 2：严某，男，65 岁。

患者 2024 年 2 月 6 日在门诊查生化：尿素氮 7.4 mmol/L，肌酐 114 μmol/L，未予重视。2024 年 3 月 10 日体检查尿常规：尿蛋白 2+，微量白蛋白/尿肌酐比值 14.8 mg/g。3 天前无明显诱因出现双手拇指关节红肿疼痛，腰酸乏力，泡沫尿，无血尿，无尿急尿痛，无发热、皮疹等不适。既往反复痛风发作病史 20 余年，间断服用非布司他片及双氯芬酸钠胶囊治疗。

刻下症：神清，精神可，双手拇指关节红肿疼痛，腰酸乏力，偶有胸闷，泡沫尿，胃纳可，夜寐可，大便可，泡沫尿，舌淡红，苔黄腻，脉细。

西医诊断：尿酸性肾病

中医诊断：脾肾气虚兼湿热蕴肾。

治法：补肾健脾，清热化湿。

处方：黄芪 30 g，川牛膝 15 g，炒枳壳 10 g，赤芍 15 g，盐补骨脂 15 g，制山茱萸 30 g，鹿衔草 30 g，桂枝 5 g，炒白术 15 g，丹参 15 g，积雪草 30 g，六月雪 30 g，土茯苓 30 g，炒车前子（包煎）30 g，炒王不留行 15 g，鬼箭羽 15 g，川芎 10 g，太子参 15 g，连钱草 15 g，忍冬藤 15 g。

二诊：双手拇指关节疼痛缓解，无红肿，腰酸乏力好转。黄芩 10 g，赤芍 30 g，虎杖 30 g，六月雪 30 g，预知子 30 g，秦皮 10 g，车前子（包煎）30 g，焦栀子 10 g，萆薢 30 g，通草 6 g，当归 10 g，泽泻 30 g，柴胡 10 g，郁金 10 g，地龙 10 g，僵蚕 15 g，槟榔 10 g，青皮 10 g，陈皮 10 g。

三诊：患者自觉疼痛较前好转，守上方。

四诊：患者双手痛风石较前缩小，无明显疼痛。上方加黄柏 10 g，土茯苓

30 g，苍术 30 g，浙贝母 10 g。

【按语】该患者初诊时病程日久，已经出现四肢掌（跖）指（趾）关节畸形，长期使用西药治疗效果欠佳，血尿酸水平长期处于高位，脏腑功能渐衰，脾肾两虚，肾功能受损，根据"肌酐、尿酸、尿素氮为尿毒，毒久生热，浊邪损肾"的思想，对于该患者的治疗以扶正泄浊为主，加用忍冬藤祛风利湿通络止痛，加用秦皮、泽泻、萆薢、僵蚕、虎杖祛风利湿通络止痛，地龙活血通络，通过通络而扶正取效。

七、乳 糜 尿

乳糜尿是临床上一种易反复发作的疾病。现代医学认为，乳糜尿的发病机制主要是乳糜液不通过正常淋巴管途径排入血液，而是逆流入泌尿系统淋巴管，导致淋巴管出现高压、曲张和破裂，乳糜液溢出到尿液中，使尿液呈乳白色，若久治不愈，反复发作，可导致低蛋白血症、营养不良甚至免疫功能受损，影响患者的生活质量，甚至危及生命。乳糜尿按病因分为寄生虫性和非寄生虫性。寄生虫性多由丝虫病引起。非寄生虫性乳糜尿包括以下原因：淋巴管先天性解剖异常、胸导管狭窄、肿瘤、结核、妊娠状态、创伤及医源性淋巴漏等情况。乳糜尿的治疗方法主要包括：杀死分布在体内的寄生虫的乙胺嗪、呋喃吡妥等药物治疗，逆行经输尿管支架灌注硬化疗法。对于保守治疗无反应且病情严重的患者，可采用淋巴结吻合术和肾蒂淋巴管结扎术来治疗乳糜尿。但硬化和手术疗法长期效果并不理想，中医中药在治疗乳糜尿方面具有一定的理论和经验，疗效颇佳。

乳糜尿在中医典籍中并无记载，但根据其临床症状可归属于中医的"膏淋""尿浊"等范畴。对于该病的病因病机，很多的中医经典对此论述颇多。《灵枢·口问》载曰："中气不足，溲便为之变。"首先提出若中焦脾胃气虚、中气不足可致本病。《素问·至真要大论》载曰："诸转反戾，水液混浊，皆属于热。"提出感受热邪可致小便混浊。《诸病源候论》曰："诸淋者，由肾虚而膀胱热故也"。提出了肾虚兼膀胱湿热可导致膏淋的发生。《丹溪心法·赤白浊》云:"浊主湿热,有痰、有虚。"提出湿热、痰湿以及肾气虚损皆可导致该病的发生。现代医家黄大文根据临床经验,认为该病多脾肾亏虚,采用补益脾肾、阴阳双补的乳糜丸治疗。胡勇认为该病本虚标实,疾病早期,治宜清利湿热为主,后期虚实夹杂,治疗上应攻补兼施:补益脾肾为主,佐以清利湿热。张圣德认为该病多脾肾亏虚和湿热下注同时出现,采用补中益气汤联合水陆二仙汤加减施治。

(一) 乳糜尿论治特色

1. 从肝脾肾论治

肾为先天之本,主藏精,主水液,有主宰水液代谢之权。若先天禀赋不足,肾元亏虚,或后天失养,外邪侵袭于肾,房事不节,伤肾损精,致使肾失封藏之职,开合失司,则精微外泄而成乳糜尿,故《诸病源候论》云:"劳伤肾虚,不能藏精,故小便精液出也。"脾为后天之本,气血津液生化之源,若素贪凉饮冷,饮食无度,或药食所伤,致使脾气虚弱,脾失运化,统摄无权而精微外泄。乳糜尿迁延日久而不愈,久病伤及阴精,肾精不足,水不涵木,致使肝血失养、肝阴不足,虚风内动,疏泄失调,可致乳糜尿反复发作。在治疗乳糜尿时除了要重视培补脾肾之气,还需兼滋阴息风、疏肝理气。临床上若见患者久病损及脾气,中气下陷,则常选用补中益气汤加减以达补中益气、升阳举陷之效。若患病久治不愈,耗伤阴血,而致肝血亏虚、虚风内动,常配伍咸寒之品如龟甲、鳖甲等药物。若患者出现久病耗伤肾精,肾阴不足,阴虚内热,常配伍山药、山茱萸、生地黄、熟地黄等药物滋补肾阴。随着病程进展,阴损及阳,脾肾阳气受损,脾肾阳虚,方中常加用肉桂、淫羊藿、巴戟天等药物温补脾肾,祛风除湿;对于阳气虚衰、阴寒内盛的患者,可选用大辛大热之附子、干姜回阳救逆,补火助阳,但同时需注意患者长期服用温补之品,易助火生热,勿伤阴液。

2. 从湿论治

湿邪可分为外湿与内湿,长夏湿盛,若久居湿地、冒雨涉水、气候潮湿,外湿最易伤人。若平素禀赋不足,或天热贪凉,嗜食生冷硬物,以致脾气受损,运化失司致水湿内生。湿为阴邪,湿性重浊黏腻,易犯下焦、侵及肾脏,故湿邪是该病发生、发展的重要病因之一。《温病条辨》提及湿邪的特性，曰："其性氤氲黏腻，非若寒邪之一汗即解，温热之一凉即退，故难速已。"湿性黏滞重浊，若湿聚体内常阻碍正常气机运行，气机受阻则湿邪更胶着难解，故湿邪是乳糜尿久治不愈、反复发作的重要病因。乳糜尿需从湿论治，但也需分清湿热与寒湿，若辨证为湿热致病，可选用四妙散合萆薢分清饮加减，清热利湿、分清化浊，引湿热之邪从小便而去，在此基础上再加减应用法半夏、黄芩、栀子、滑石等清热利湿之品以奏清利湿热、疏通三焦之功。同时可选用清热利湿通淋药物如金钱草、龙葵、紫珠草等药物，或金银花、半枝莲等清热解毒泻火药物，以治疗由湿热邪气导致的感染。若辨证为寒湿内盛，临床上常应用辛温、苦温之品如苍术、陈皮、半夏、砂仁、白术、蔻仁燥湿中焦，应用该类药物时同时需顾护津液，切勿化燥伤阴。

3. 从瘀论治

由于乳糜尿病程冗长，符合"久病入络""久病多瘀"的传统理论。在临床中发现乳糜尿迁延难愈，多与病久气血运行不畅，瘀血内生有关。肾脏多络脉，瘀血阻滞肾络，肾体受损，使其藏精气化功能不足，而发生乳糜尿，故瘀血是乳糜尿疾病演进过程中重要的致病因素，故治疗该病时需重视养血活血、化瘀通络药的应用，在临床中多选用当归、川芎、桃仁、红花、丹参、赤芍等药物活血养血。同时，病程日久，瘀血多阻于肾络，常规的活血化瘀药难以深及肾络隐曲之处，可选用虫类药活血化瘀，虫类药物性善走窜，"无微不入""无坚不破"，故叶天士云："久则邪正混处其间，草木不能见效，当以虫蚁疏逐。"故常用水蛭、地鳖虫、炮山甲、地龙、白僵蚕、全蝎、蜈蚣等药物，以达破瘀通络之功。

（二）乳糜尿的辨证分型论治

湿热下注证：小便混浊如米泔，或夹血块，尿道灼热，口苦黏腻，舌红苔黄腻，脉滑数。

治法：清热利湿，分清泌浊。

推荐方药：程氏萆薢分清饮加减。党参、生黄芪、生白术、茯苓、薏苡仁、杜仲、怀牛膝、泽泻、甘草等。

脾虚气陷证：尿油反复发作，劳累后加重，面色萎黄，神疲乏力，舌淡苔白，脉弱。

治法：健脾益气，升清固摄。

推荐方药：补中益气汤加减。黄芪、党参、白术、当归、陈皮、升麻、柴胡、芡实、金樱子、甘草。

肾气不固证：尿浊日久，腰膝酸软，夜尿频多，头晕耳鸣，舌淡苔白，脉沉细。

治法：补肾固涩，益气摄精。

推荐方药：无比山药丸加减。山药、熟地、山茱萸、茯苓、巴戟天、菟丝子、杜仲、牛膝、五味子、肉苁蓉。

脾肾阳虚证：小便混浊，畏寒肢冷，面浮肢肿，便溏，舌淡胖有齿痕，脉沉迟。

治法：温补脾肾，固涩止浊。

推荐方药：右归丸合四君子汤加减。熟地、山药、山茱萸、枸杞子、杜仲、附子、肉桂、党参、白术、茯苓、芡实。

阴虚火旺证：小便混浊夹血，五心烦热，盗汗，舌红少苔，脉细数。

治法：滋阴降火，凉血止血。

推荐方药：知柏地黄汤加减。知母、黄柏、生地、山茱萸、山药、丹皮、泽泻、茯苓、女贞子、旱莲草。

（三）典型医案

朱某某，女性，70岁。

现病史：因"小便发白2年余，加重伴乏力半年"入院，患者2年前无明显诱因下出现小便发白，如牛奶状，无尿频尿急尿痛，无肉眼血尿。2019年7月曾就诊，查乳糜尿提示阳性，给予对症治疗后无好转，近半年来，症状加重，转院就诊，入院后完善相关检查，2020年6月16日化验提示：尿隐血弱阳性，尿蛋白3+，颜色乳白色。尿素氮1.6 mmol/L，肌酐35 μmol/L，尿酸115 μmol/L，白蛋白25 g/L。2020年6月18日查24小时尿蛋白定7 818 mg。

刻下症：尿中有白色絮状物，小便不利，尿色发白，乏力头晕，活动时有踩绵感，时有双下肢水肿，时有腰酸，时有双手震颤，时有咽痛，纳差，大便调，夜寐尚可，舌暗红，苔薄白，脉弦细。

西医诊断：乳糜尿。

中医诊断：尿浊，脾肾气虚、肝风内动、瘀血阻络。

治法：健脾补肾，平肝息风，化瘀通络。处方：熟地黄 30 g，牛膝 15 g，醋鳖甲 15 g，醋龟甲 15 g，炮山甲 5 g，水牛角 30 g，僵蚕 15 g，牡丹皮 10 g，赤芍 30 g，全蝎 5 g，莪术 15 g，鸡血藤 30 g，砂仁 5 g，制半夏 15 g，射干 20 g，大枣 15 g，生山楂 10 g，蒲公英 30 g，鸡内金 30 g。

二诊：2020 年 7 月 7 日复诊，患者双下肢水肿好转，胃纳明显好转，无咽痛，双手震颤好转，时有口苦，时有夜间尿频，舌暗红，苔薄黄腻，脉弦细滑。上方去熟地黄、砂仁、半夏、射干、大枣、山楂、鸡内金，加积雪草 30 g，生地黄 10 g，菟丝子 30，益智仁 15 g。

三诊：2020 年 7 月 28 日复诊，患者夜间尿频较前稍好转，时有烦躁易怒，舌暗红，苔薄黄，脉弦细滑。上方加夏枯草 15 g，炒稻芽 30 g，炒麦芽 30 g。

四诊：2020 年 9 月 1 日复诊，查尿常规：尿蛋白阴性，颜色淡黄色，清晰度透明。患者乳糜尿前明显好转，时有夜间盗汗，舌暗红，苔薄白，脉弦细。上方加北沙参 30 g，黄柏 10 g，知母 10 g。

五诊：2020 年 10 月 13 日复诊，患者夜间盗汗较前好转，尿色清亮，时有乏力，舌淡红，苔薄白，脉弦细。上方加黄芪 15 g。

六诊：2020 年 11 月 3 日复诊，24 小时尿蛋白定量 185 mg。此患者最终转归：痊愈，后多次随访未复发。

【按语】 患者疾病日久，迁延难愈，辨证为脾肾气虚、肝风内动、瘀血阻络，方中砂仁、半夏健脾燥湿，大枣健脾益气，山楂、鸡内金健脾消食，熟地黄滋阴补肾，醋鳖甲、醋龟甲滋阴潜阳、重镇息风，牛膝滋补肝肾，赤芍、牡丹皮凉血活血，炮山甲、僵蚕、全蝎、莪术破瘀通络，鸡血藤活血通络，水牛角凉血解毒，蒲公英射干清热解毒，共奏健脾补肾，平肝息风，化瘀通络之功。至二诊时，双下肢水肿好转，胃纳明显好转，胃气来复，双手震颤好转，肝风已熄，但苔薄黄腻，脉弦细滑，提示湿性缠绵，湿热渐起，恐熟地黄日久滋腻助湿，故去熟地黄、砂仁、半夏、射干、大枣、山楂、鸡内金，加生地黄滋阴清热，积雪草清热利湿，菟丝子、益智仁补益肝肾，固精缩尿。至三诊时患者病程日久，肝郁气滞化火而见烦躁易怒，加夏枯草清泻肝火，炒稻芽健脾消食，炒麦芽调畅气机，疏肝行气。四诊时患者乳糜尿较前明显好转，故复查尿常规提示：尿蛋白阴性，颜色淡黄色，清晰度透明，提示治法得当、疗效颇佳，但增患者夜间盗汗，虑其患病日久，精血亏损，肾阴不足，阴虚内生，故见盗汗，加北沙参滋补肺肾，知母、黄柏滋阴降火。待到五诊时患者病情向愈，邪气已去，气血亏虚，加黄芪健脾益气，巩固疗效，同时此时守方巩固，嘱患者定期随访，以防复发，患者六诊时复查 24 小时尿蛋白定量 185 mg。病情痊愈，后多次随访未有复发。

乳糜尿病程日久，病机复杂，病势缠绵，需立足于肝脾肾肝三脏同调。同时，针对乳糜尿湿瘀互结，究其病邪本质，标本兼顾，攻补兼施，临床疗效显著。该法有望为治疗乳糜尿提供遣方用药及辨证论治新思路。

第六部分 数字时代对肾脏疾病的认识

一、肾脏疾病微观生物学与中医理论

人们随着年龄的增长，肾脏的血管逐渐变得稀少，导致肾组织出现缺血和缺氧的状况。在人类 30~80 岁期间，肾实质开始萎缩。特别是在 50 岁之后，脂肪和纤维瘢痕可能替代部分肾实质组织，残余的肾小球会代偿性通过收缩出球小动脉来提升滤过率，但此举可能导致高球内压力，进而引发肾小球硬化。

人类到了 75 岁，即便是在正常的衰老过程中，肾小球的损伤和局部硬化的比例也可达到 30%，肾脏的血流量也因此下降。所以有学者推测，老年人肾脏处于低氧环境的主要原因是肾脏有效血管数量的减少和血流量的下降。随着年龄的增加，组织低氧与器官衰老是相伴而行的。

组织低氧已被证实与肾小管间质病变相关，它能够诱发肾小管上皮间质转化，并引发纤维和胶原的生成。这一过程可能导致肾间质纤维化、肾小管周围毛细血管的减少，加剧低氧，从而形成恶性循环，加速肾脏向终末期肾病的进展。具体过程如图 8 所示。

总体来看，衰老的肾脏组织出现局部低氧改变，可以通过多种途径影响肾间质纤维化。肾间质纤维化是慢性肾脏病的最终结果之一。几乎所有慢性肾脏疾病发展到后期都会表现出肾间质纤维化的病理特征。肾脏纤维化是多种肾脏疾病恶化的最终结果，其形成和发展导致肾功能的逐渐恶化，最终可能导致慢性肾衰。慢性肾衰是肾脏病变的最终结果，而肾脏纤维化的形成则是向慢性肾衰发展的起始因素。

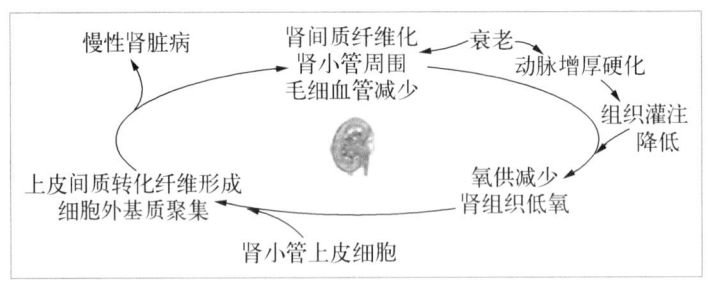

图8 缺氧与肾间质纤维化形成闭合回路示意图（见彩图）

(一) 肾脏纤维化的产生和拮抗涉及的主要物质

(1) 生长因子：生长因子在肾纤维化过程中扮演重要角色，多种生长因子参与了肾脏纤维化的形成，其中转化生长因子β（TGF-β）和血小板源性生长因子（PDGF）是两种最关键的生长因子。其过度表达能够直接促进肾间质细胞DNA的合成和复制，进而导致肾小管上皮间质转化，引起肾组织纤维化。另外，血管内皮生长因子、结缔组织生长因子等也在肾脏纤维化的进程中起着重要作用。

(2) 血管活性因子：肾脏损伤后，血管紧张素原和转化酶的基因表达增加，可能导致血管紧张素Ⅱ（AngⅡ）的自分泌和旁分泌明显增加，过度分泌的AngⅡ能够促进血管平滑肌细胞的增殖，并诱导PDGF、TGF-β、胰岛素样生长因子-1（IGF-1）等生长因子的表达增加，从而引起一系列级联反应，促进间质细胞生长和组织纤维化。

(3) 细胞因子：研究表明，肿瘤坏死因子能够促进炎性细胞浸润至受损的肾间质，促进炎症反应、并诱导释放更多的促纤维化因子，导致细胞外基质沉积及上皮间质转分化，促进肾纤维化的发生。白细胞介素-1主要是循环系统中产生的炎性细胞因子，它不仅能够促进多种趋化因子的表达，还能激活炎性细胞产生更多的细胞因子和生长因子，引发一系列炎症反应、细胞外基质沉积、肾小管上皮-纤维细胞转分化，从而引起并加速肾脏组织纤维化的进程。

(4) 趋化黏附因子：在肾脏纤维化的形成过程中，趋化黏附因子主要是通过介导炎症细胞的迁移和黏附作用，促进炎性细胞在肾间质的积聚，进而产生多种因子、毒素和应激分子，导致肾脏纤维化的发生。

（5）上皮间质转化：在肾脏正常发育和成熟过程中，上皮间质转化可以通过影响细胞的修复和再生过程产生小管上皮，从而维持肾脏的正常结构和功能。在炎症过程中，由于细胞因子的持续活化和局部蛋白酶对基膜的破坏，导致基膜受损，使得肾小管上皮细胞能够通过已破损基膜上的孔隙转移至肾间质，转化为成纤维细胞，引起肾脏结构的改变。

（6）肝细胞生长因子（HGF）：HGF是一种多功能的因子，它具有促细胞生长、分化、迁移和存活的作用。其能够促进肾小管细胞的再生和移动，抑制细胞凋亡，阻止小管上皮细胞的间质转化等作用，从而保护肾脏，抑制肾小管间质纤维化的发生，而肾脏HGF水平的下降则可能加重肾小管间质纤维化。

（7）骨形成蛋白-7（BMP-7）：BMP-7是一种强有力的抗纤维化因子，具有影响细胞外基质降解与合成、调节炎症反应等作用。研究发现，BMP-7主要通过拮抗TGF-β的促肾纤维化作用，维持肾小管上皮细胞的表型，抑制或逆转肾纤维化进程，从而对肾脏产生保护作用。

（8）核心蛋白聚糖和双糖链蛋白聚糖：细胞外基质包括胶原和非胶原成分，后者包括一组由多种分子构成的蛋白聚糖分子家族。核心蛋白聚糖和双糖链蛋白聚糖广泛分布于多种组织的细胞外基质中，是细胞外基质的重要成分，不仅直接参与肾脏纤维化，而且可以通过与生长因子TGF-β和Ⅰ型胶原等相互作用间接影响纤维化的进展。

（9）低密度脂蛋白受体相关蛋白（LDLRP）：LDLRP主要出现在肾间质和肾小球系膜区阳性表达，是结缔组织生长因子（CTGF）的受体蛋白，两者结合后可能引发LRP蛋白胞内区C端的酪氨酸残基磷酸化，胞内信号分子活化等靶基因转录等一系列的信号转导。研究提示LRP蛋白参与肾间质纤维化过程，作用机制之一可能是作为CTGF的受体蛋白而介导其促纤维化效应。

（10）核转录因子-κB（NF-κB）：NF-κB几乎存在于所有细胞中，具有多向性调节作用，在各种因子的相互影响和相互作用的复杂网络中，起着中心调控作用，参与免疫反应，淋巴细胞分化，生长控制，细胞内信号传递，调控多种基因的表达。过度活跃的NF-κB信号通路会导致免疫细胞的激活和聚集，诱发氧化应激和炎症，进而参与许多肾脏疾病发生发展过程。

（二）缺氧诱导因子-1（HIF-1）与肾纤维化

肾脏疾病常常伴随着缺血缺氧。缺血缺氧能够抑制 HIF-1 的降解，激活并上调 HIF-1 的表达，调节细胞内能量代谢、细胞增殖、炎症反应和凋亡。HIF-1 作为缺氧反应的主要蛋白，在应激和缺氧条件下，表达迅速增加，通过直接调控下游靶基因与其他信号通路（如 TGF-$β_1$/Smads/BMP7）相互作用，促进胶原细胞表达，从而促进肾脏纤维化。

HIFs 是正常或者变异的细胞在面对低氧刺激时最基本的转录应答反应。它可诱导 40 多个基因的转录，包括促红细胞生成素、葡萄糖转运蛋白 1、糖酵解酶、血管内皮生长因子及其蛋白产物增加氧输送及适应低氧环境的基因。在肾脏，HIF-1α 通过其下游靶基因 Twist、CTGF、TGF-β1/Smad3 参与低氧诱导的肾间质纤维化，低氧还可以通过 HIF-1α 诱导 I 型纤溶酶原激活抑制因子（PAI-1）的表达，其中 PAI-1 通过抑制纤溶酶依赖的细胞外基质降解来促进细胞外基质的积聚。

（三）Klotho 与肾脏衰老

Klotho 蛋白是一种与抗衰老相关的蛋白质，它在肾脏中高度表达，并在体内发挥重要的内分泌样功能。其编码的蛋白具有抗炎、抗氧化、抗凋亡等多种生物学活性。随着研究的深入开展，其在肾脏损伤中的作用日益受到重视。

许多研究表明，Klotho 蛋白在急性肾损伤中呈暂时性缺乏，而在慢性肾脏病中则呈持续性缺乏。慢性肾脏病是一种 Klotho 持续缺乏的状态，可出现与衰老相近的症状，如生长迟缓、生殖器官萎缩、免疫功能异常、骨质疏松等，这与"肾主骨生髓，主生长发育"功能减退相近，故 Klotho 蛋白表达减少或沉默可出现肾阳不足之证。

早期试验显示，慢性肾脏病模型小鼠肾小球足细胞中 Klotho 的 mRNA 及蛋白质表达水平较正常对照组显著降低，这为肾脏损伤的诊断提供了一个潜在的生物学标志物。笔者课题组近年的研究显示，慢性肾脏病 3～5 期患者血清中的 Klotho 蛋白水平明显下降，这一点从临床上验证了慢性肾脏病时 Klotho 蛋白表达下调或沉默的观点，为相关研究提供了有力依据。而在 Ang II 诱导的大鼠肾损伤模型上，应用腺病毒转染 Klotho，可显著改善肌酐清除率、减少尿蛋白及改善肾小管间质的组织形态学结构，进一步证实 Klotho 具有保护肾病损伤的作用。其保护机制可能与 Klotho 蛋白能够抑制炎症、氧化应激损伤及细胞凋亡等有关。所以，如何预防 Klotho 减少、促进内源性 Klotho 产生或给予外源性 Klotho 将成为治疗慢性肾病的新的治疗课题和研究方向。

(四) 脾肾亏虚是衰老的主要脏腑病机

肾为先天之本，元气之根，藏精，主生长生殖，并且为阴阳水火之宅，肾阴肾阳为一身阴阳之根本。肾虚是中医衰老理论中影响最大的学说之一。《素问·上古天真论》曰："女子七岁，肾气盛，齿更发长……七七任脉虚，太冲脉衰少，天癸竭，地道不通，故形坏而无子也；丈夫……五八，肾气衰，发堕齿槁……形体皆极。"明确指出了机体生、长、壮、老、已的自然衰老与肾中精气的盛衰密切相关。先天的差异体现在机体抗病能力的强弱，若先天不足，则肾气虚损，抗病能力减弱，容易衰老。脾乃后天之本，气血生化之源，其所化气血是构成和维持人体生命活动的物质基础。后天可以养先天，若长期脾胃虚弱，必然导致肾虚，从而引起早衰，反之，则可裨益肾气、强身健体。

《素问·上古天真论》载："五七，阳明脉衰，面始焦，发始堕。"提示衰老是自脾胃虚衰开始的；"五八，肾气衰，发坠齿槁……八八，天癸竭，精少，肾藏衰"，则表明肾精衰减及脏腑之气不足促进了衰老进程。脾肾相互滋生化源不足是衰老之本源，脾肾亏虚是人体衰老的主要脏腑病机。

(五) 实脾固肾化瘀方延缓肾纤维化的理论及实践探索

实脾固肾化瘀方是叶景华教授以平衡论治疗慢性肾脏病的代表方。此方以黄芪、白术健脾以固后天之本，气血生化有源，以滋肾中真阴真阳，脾旺又能助肾化湿行水；补骨脂、淫羊藿补肾壮阳；菟丝子、金樱子补肾阳、益精血；川芎、地龙、僵蚕活血化瘀，畅通气机。全方标本兼顾，共奏益气健脾、补肾固精、活血通络之功。其具有抗氧化、抗脂质代谢，抗瘦素及足细胞保护的作用。这可能是通过中药多靶点的调节，促使肾阴阳平衡而发挥作用。

钙化防御又称为钙化性尿毒症性小动脉病（CUA），表现为系统性小动脉钙化和组织缺血，其组织学特征是真皮和皮下组织毛细血管和小动脉的钙化。钙化防御是一种罕见但预后极差的综合征，常发生于糖尿病肾脏病和终末期肾病长期透析患者,以全身多部位持续性疼痛、溃疡或坏死性皮肤损害为临床特征,病情进展迅速,死亡率高达 50%～80%。CUA 形成的病理机制涉及血管钙化、内皮细胞损伤、微血栓形成、钙化抑制因子缺乏等。钙化狭窄的微小动脉可导致慢性缺血,进而导致血管内皮细胞损伤及增殖、微血栓形成,最终导致血管狭窄堵塞。该过程中包含成骨软骨分化和血管平滑肌细胞凋亡,负载钙和磷酸盐的细胞外囊泡的不稳定以及弹性蛋白降解。越来越多的研究证实,长期高血磷是导致软组织和血管钙化的主要危险因素。血清磷酸盐升高是终末期肾病的表现,可促进矿物质在皮肤、血管壁和心脏瓣膜中的沉积。许多研究发现,α-Klotho 和成纤维细胞生长因子 23 (FGF23) 是慢性肾脏病矿物质和骨骼疾病 (CKD-MBD) 的新兴因素,被认为与 CUA 的发病机制有关。关于 FGF23 对 CUA 的生物医学作用观点不一。相反,越来越多的证据支持 α-Klotho 对 CUA 具有很好的保护作用。笔者课题组前期研究证明实脾固肾化瘀方能够改善慢性肾脏病患者蛋白尿、上调 Klotho 蛋白表达等作用。因此有必要进一步的研究来阐明实脾固肾化瘀方对 FGF23 和 α-Klotho 在 CUA 中的潜在作用及其机制。对 FGF23 和 α-Klotho 的生物医学相互作用的全面系统评估可能会为 CUA 患者带来新的治疗选择。

CKD-MBD 是一种近年新被命名的系统性疾病,其特征是血清生物化学异常(包括高磷酸盐血症和高钙血症)、骨骼疾病和钙化防御。其中钙化防御为其特征表现。在钙化防御患者以及其他血管钙化 (VC) 患者中,微血管钙化的发展取决于钙化促进剂和抑制剂之间的平衡。研究提示,该病患者的血清样本显示明显钙磷代谢失衡、磷酸钙沉淀抑制作用减弱,这可能是钙化抑制剂缺乏的结果,所以越来越多的证据开始揭示磷酸盐促进钙化防御形成的机制。

近年来,Klotho/FGF23 轴与磷酸钙的关系逐步引起学者重视。Klotho/FGF23 轴是调控钙磷代谢的主要激素,协同调控血钙磷吸收、尿钙磷重吸收与排泄、骨钙磷沉积与释放,共同维持机体内的钙磷代谢平衡。FGF23 是一种主要由骨细胞产生的磷酸饱和激素。尽管目前尚未完全阐明对 FGF23 合成和分泌的调控机制,但磷酸盐、钙、维生素 D 衍生物、甲状旁腺激素 (PTH) 和其他因素似乎会影响 FGF23 的水平。

FGF23 是调节体内磷代谢的关键因子,而肾脏和甲状旁腺是其主要作用靶点。在肾脏，FGF23 与成纤维细胞生长因子受体（FGFRs）1c、3c 和 4 结合，直接参与调节血清磷酸钙水平。它通过下调近端小管中钠依赖性磷酸钙共转运蛋白 NaPiⅡa 和Ⅱc 来实现，从而增加肾脏磷酸钙的排泄。此外，FGF23 抑制 1α-羟化酶并增加 24-羟化酶活性，从而降低 1,25-$(OH)_2$ 维生素 D（骨化三醇），降低血清磷酸钙水平。Klotho 主要表达于肾小管上皮细胞中，具有抗炎、抗氧化应激、抗细胞凋亡、抗纤维化、抗肿瘤等多种生物学效应。Klotho 缺乏症会导致自噬和 VC 异常性增加，而 Klotho 的加入则会减少自噬、改善 VC。

在肾远端小管，Klotho 蛋白可与 FGFR1 相结合，生成 Klotho/FGFR1 复合受体，并特异性地与 FGF23 结合，形成 FGF23/FGFR1/Klotho 三元复合物，激活早期生长反应因子 1（Egr1），抑制 1α-羟化酶活性、增加 24-羟化酶活性的表达，减少活性维生素 D 的合成，使其降解增加，减少磷在小肠中的重吸收。

在近端小管，FGF23/Klotho 轴的激活可抑制肾小管上皮细胞中 NaPiⅡa 和 NaPiⅡc 的表达，减少肾小管对磷的重吸收，增加尿磷的排泄，从而维持体内钙磷代谢的平衡。

事实上，中医学对于慢性肾衰并无专门命名。后根据该类患者临床出现的腰困、浮肿、尿少、无尿、吐逆等症状，将其归属于"慢肾风""水肿""癃闭""关格""虚劳"等病证范畴。叶景华认为，慢性肾衰病程缠绵日久，脾肾气虚，精微输布失常，积而为湿，湿邪内蕴，久而生瘀。这与终末期钙化防御的机制不谋而合。笔者课题组前期研究发现，实脾固肾化瘀方具有上调 Klotho 蛋白表达，进而激活 Klotho/FGF23 轴调节体内钙磷代谢的平衡的作用。这有可能成为预防或延缓钙化防御发生的有效途径。实脾固肾化瘀方以生黄芪、党参、炒白术补脾为首；山茱萸、菟丝子固肾相佐；川牛膝、川芎活血；牛蒡子、金钱草逐痰化湿；僵蚕、蝉蜕、炒地龙通络而消顽疾。笔者课题组近几年的研究发现，该方具有抗氧化、抗脂质代谢，抗瘦素及保护足细胞的作用，这可能是通过中药多靶点的调节，促使肾阴阳平衡而发挥作用的。而实脾固肾化瘀方能够上调足细胞 Klotho 蛋白的表达，从而协同 FGF23 调控钙磷代谢的这一特点，为我们治疗及预防终末期肾病钙化防御提供了基础，更是与叶景华"扶正解毒、利湿泄浊、活血化瘀"的治则相符合。故课题组据此提出假设，拟采用腺嘌呤灌胃的方法建立大鼠模型，观察实脾固肾化瘀方对终末期肾病大鼠血尿液生化指标的影响，进一步观察研究该方对终末期肾病大鼠钙化防御的干预作用，探讨其相关可能机制，以便为中医药防治终末期肾病钙化防御提供更好的方法和实验研究依据。

二、人工智能在肾脏病中的应用

人工智能（AI）是指通过计算机系统模拟和模仿人类智能的一种技术。这一名词最早是由约翰·麦卡锡提出的，当时其定义为"制造智能机器的科学和工程"。AI 技术涉及机器学习、深度学习、自然语言处理等多个领域，旨在赋予机器感知、理解、推理、决策等能力，从而使其能够自主应用新的概念和新的解决方案来解决复杂的挑战。自 20 世纪 50 年代 AI 诞生以来，其发展可以大致分为 3 个阶段。第一阶段是"符号 AI"阶段，始于 20 世纪 50 年代。科学家通过设计明确的规则和算法来模拟人类的逻辑推理过程。然而，这种基于规则的系统在处理复杂的、不确定的问题时显得力不从心。第二阶段是 20 世纪 80 年代的"机器学习"阶段。研究者开始利用数据和统计方法来训练模型，让机器可以从经验中学习。随着计算能力的提升和大规模数据的可用性，AI 技术在这一时期取得了长足进步。第三阶段，即当前的"深度学习"阶段，受到了神经网络理论的启发，AI 可以处理复杂的非结构化数据，如图像、文本和语音，极大地扩展了人工智能的应用领域。迄今为止，人工智能逐渐发展为一个重要的学科和技术应用领域，影响了各行各业，尤其是医疗、金融、交通和教育等领域。以下内容将探讨人工智能在肾脏疾病中的发展现状，以及在肾脏疾病中医药诊疗中的应用。

（一）医学人工智能的发展

人工智能可以视为对计算的研究，使它能够感知、推理和行动。人工智能可以单独用于执行各种任务，在医学上更多是利用人工智能算法来增强人类智能，而不是取代人类。机器学习是人工智能的一个子集，旨在开发能够直接从数据中学习任务的工具，而无须专门为其编程。这是机器学习与经典计算方法区分开的一个重要特性。深度学习是机器学习的另一个子集，它更多的使用人工神经网络，也就是说，受生物神经网络的启发，使用多个处理层找到输入数据的有意义表示的算法。这些网络是用输入数据"训练"出来的，输入数据被表示为真实值。在训练过程中，网络的处理层会不断自动更新和优化，以生成尽可能接近真实情况的输出。

机器学习的算法在医学上有广泛应用，有研究团队将决策树算法用于疾病诊断，根据患者的症状、理化指标等特征进行分类，帮助医生快速判断可能的疾病类型。决策树可以用于最优治疗方案选择患者，根据其年龄、病情严重程度、合并症等因素，给出药物治疗、介入治疗或手术治疗等不同方案的建议。有学者将随机森林算法用于医学影像分析，对大量的影像数据进行训练，准确识别病变区域；用于基因数据分析，识别与疾病相关的基因特征。通过对大量患者的基因数据进行学习，找出与特定疾病相关的基因组合，为疾病的诊断和治疗提供新的靶点。有团队致力于支持向量机算法，将患者的临床数据进行高维空间的分类，区分不同类型的疾病。用于预后评估，根据患者的治疗前特征，比如肿瘤患者的肿瘤大小、病理类型、患者的年龄等因素，预测疾病的预后情况。人工神经网络算法更多的用于疾病预测，它可以学习复杂的非线性关系，对发病风险进行预测，或者用于制定个性化的治疗方案，如脑卒中患者的康复治疗。神经网络还可以根据患者的肢体运动能力、平衡能力等指标，制定个性化的康复训练计划。

为了克服浅层人工神经网络的局限性，科研人员引入了一种新的网络模型——深度神经网络，用于深度学习，这是一种以受人类大脑启发的处理数据方式。深度神经网络创建了一个自适应系统，允许计算机从错误中学习，并随着时间的推移提高其性能。因此，深度神经网络特别适合于处理复杂的任务，如检查药物设计的基因调控网络或分析用于疾病筛查的医学图像。卷积神经网络是一种近些年流行的深度学习算法之一，用于计算机视觉领域，解释和理解图像和视频，该网络可以基于提取的特征和纹理执行分类任务，也可以应用于图像分割问题，即对整个图像进行分类，并识别图像中的特定对象。

（二）人工智能在肾脏疾病风险预测中的应用

吉隆坡团队采用一种基于 AI 的 KFRE 风险预测模型，根据患者基线特征和常规血液检测建模，预测患者发展为终末期肾病的风险，并在新加坡多家医疗机构得到推广和运用。法国巴黎器官移植转化研究中心开发了一种动态进化的人工智能模型 DISPO，预测肾移植后患者的肾存活率。这项研究包括开发队列 3 774 例，外部验证队列 9 834 例，应用贝叶斯共享参数多变量联合模型，通过不断更新基本临床信息、移植相关指标、病理评估、免疫学指标，反复测量的肾小球滤过率和蛋白尿（用蛋白尿与肌酐尿比值测量）数据生成不断改进的生存预测，以增强对肾移植受者的风险分层管理。

近年来，我国也不断涌现出基于人工智能搭建的国家级大型慢性肾脏病数据平台，用于慢性肾脏病的风险预测。由北京大学肾脏病学系和北京大学健康医疗大数据国家研究院共同建设的中国肾脏疾病数据网络（CKNET），目前已经启动"海燕肾脏＋X"计划，致力于交叉融合人工智能、大数据技术和肾脏领域，解决领域痛点。国家肾脏病临床医学中心打造的中国肾脏病大数据协作平台，应用人工智能技术开发慢性肾脏病风险预测和辅助决策工具。东部战区总医院刘志红团队应用人工智能算法建立了一套精准、可解释且临床使用的 IgA 肾病患者预后预测系统，并且建立了一个精准预测的机器学习模型和提供临床解释的危险分层模型，用于预测 IgA 肾病患者远期预后。

（三）人工智能在肾脏疾病理诊断中的应用

病理诊断是肾脏疾病诊断的"金标准"。计算机已经在肾脏病理学中应用了几十年，用于重复和繁琐的任务，并且实现图像的储存记录，以便病理再现。人工智能的深度学习方法通常用于分析肾脏病理图像，以帮助病理学家进行组织检查，提高临床实践中的准确性和效率。一些研究表明，深度学习算法可用于肾脏组织分割，如自动识别肾小球、肾小管、血管等组织结构（这是使用图像分析技术对肾脏组织学进行特异性分析和定量的基础）。有团队训练了一个关于肾脏组织学多类分割的模型，该模型对近端肾小管、远端肾小管、硬化肾小球及其他组织的分割输出值，与病理学家的病理报告有很好的相似性。有团队探索了一种关于微小病变患者肾活检样本的肾小管周毛细血管分割的可行性，训练集包含 19 720 个训练样本，用于解释慢性肾脏病的微血管功能障碍中的微血管炎症。一项研究从肾移植活检的正常肾组织和病变组织两个大队列中进行显微镜水平的肾小球、肾小管和肾间质的特征提取，然后与 Banff 病变评分和临床结果相关联，最终预测肾移植的短期和长期移植存活，预测结果优于单独使用 Banff 病变评分。有研究者训练了一种虚拟染色肾活检标本的模型，应用人工智能的卷积神经网络将固定的、未染色的组织切片的自身荧光图像转换为组织学染色的图像，验证结果显示了与传统组织化学染色技术的良好相似性。

（四）人工智能在肾脏代替治疗中的应用

终末期肾病患者接受血液透析治疗是延长生命的有效方式，但是透析不能完全取代肾脏的功能，它主要去除小的蛋白和毒素。很多患者由于"不充分透析"和并发症过早的进入死亡结局。有些透析患者患有失眠、瘙痒、焦虑、抑郁等症状严重影响生活质量；另外传统的每周 3 次血液透析实践主要是出于患者及医院成本的考虑，而不是临床结果。每周透析的患者会经历波动较大的液体、毒素和溶质去除的代谢和血流动力学改变，这可能导致不良结局。利用人工智能将数据实时整合到透析过程中，使机器能够从个人和集体的患者治疗数据中进行学习，开发更多的智能透析系统，可能是解决临床问题的有力手段。有研究者采用深度学习模型预测透析性低血压的风险。研究使用带有独立时间节点的 261 647 次血液透析数据集（包含不同时间的生命体征），模拟透析性低血压的递归神经网络模型，预测透析性内低血压的实时风险。有研究团队设计了一种人工智能算法用于改善血液透析患者的贫血管理，旨在优化促红细胞生成剂的使用。该模型基于患者的临床参数为输入计算促红细胞生成剂剂量，并预测未来的血红蛋白浓度，提出了实现血红蛋白目标的最佳处方。接受 ACM 模型建议的第二组患者中，血红蛋白有更决定性的改善。模拟结果显示：在人工智能指导组，患者药物使用剂量明显下降，并获得更大血红蛋白提升收益。华山医院血透中心团队完成了 6 亿多条血液透析真实世界研究数据清洗并研发了血液透析 AI 辅助产品"基于机器学习的干体重预测模型"，为血液透析患者带去精准、安全的智能化治疗。

连续性肾脏代替治疗（CRRT）又称连续性血液净化，是通过体外循环血液净化方式连续、缓慢清除水及溶质的一种血液净化治疗技术，以替代肾脏功能，提高患者存活率。目前人工智能主要应用于 CRRT 的实施过程中，比如，预测 CRRT 的启动时机，死亡的危险因素识别以及肾脏恢复率。近年来，动态监测预测 CRRT 相关并发症也受到研究者的广泛关注。美国梅奥诊所重症医学团队设计了一种自动算法连续扫描患者的电子病历，以确定 CRRT 的时机。与人工评审启动时机相比，通过该算法 90% 的 CRRT 候选者被同一时间识别，10% 在人工评审的 15 分钟内被识别出来。谷歌健康研究团队比较了各种机器学习算法对 CRRT 起始的预测和对于 CRRT 监测。他们设计了一种自动从 CRRT 机器定期下载数据的算法，每隔 1 分钟自动记录和下载 CRRT 机器的运行数据到读卡器中，然后将读卡器手动插入计算机卡槽，查看文件后识别各种模式参数，并与临床数据一起查看。该研究的特点是数据量大、算法先进。华西医院肾脏内科团队开发了"CRRT 数据处理及智能反馈系统"，未来有可能发展为中国 CRRT 科研的"数据海"。

（五）人工智能在肾脏疾病中医药诊疗中的应用

中医，这门传承千年的宏观科学，是祖国医学实践和理论成功结合的产物，经过积累和沉淀，逐渐形成了一种独特的诊断和治疗体系，其治疗效果得到了广泛的认可。根据中医理论，人体内脏、阴阳、气、血的生理和病理变化可以反映在颜面、舌头、脉搏、声音等。中医诊断手段"望闻问切"和现代医学化验检查目前结合，诊断疾病是现代中医药发展传承的趋势和方向。但是，中医诊断容易受到环境、光源等客观条件以及医生的主观判断的影响，缺乏客观和定量的指标。人工智能的迅速发展，给中医诊断建立疾病模型提供了可能性。1970 年代，人工智能最早被用于中医诊断，但逻辑推理和客观量化问题没有很好地解决，其发展速度慢。近年来，由于微传感器、计算机图像分析、语音识别技术、深度学习的快速发展，中医的程序化创新步伐加快，在中医肾脏疾病诊疗的标准化和规范化取得了里程碑式的进展。

南京中医药大学附属医院孙伟教授牵头的"中国肾脏病大数据应用创新联盟"，利用人工智能的方法开展中医药大数据研究，为肾脏疾病中西医结合诊疗决策提供依据。刘晓玉运用人工智能方法中的案例推理为基本框架，构建中医药治疗糖尿病肾脏病的研究方法体系，并构建了医案的知识表示模型和相似医案检索模型。模型从患者当下病情的症状表现出发，分析提取重要的症状特征，寻找既往医案中发生的类似情况及其治疗方案，提供临床决策支持。北京中医药大学团队基于机器学习的方法构建慢性肾炎中医智能辨证模型，结果发现通过随机森林方法构建慢性肾炎中医临床辨证模型性能高、解释性好、推广性强。望面部的颜色和光泽可以反映人体脏器、经络的病理变化。人工智能可以应用于面部信息的识别和提取。有研究团队应用中医人脸数字探测器采集和分析慢性肾衰患者的面部颜色特征，挖掘其面部颜色指数的差异和变化规律。还有的团队致力于收集不同证型慢性肾炎患者的面部特征，并分析惯性肾炎患者的面部特征与肾功能变化之间的关系。

（六）人工智能在名老中医经验传承中的应用

名老中医学术经验是中医学发展历史长河中璀璨的明珠，对中医药事业发展有至关重要的作用。名医传承在不同时期有鲜明的时代特征和传承方式。随着数字时代的来临，计算机飞速发展，借用AI，能够将这种带有中医特色、具有长期实践性和确切疗效的名老中医经验更加系统化、标准化、直观化的梳理、提炼、升华。利用自然语言处理、生物神经网络等技术深入挖掘名老中医诊疗经验并建立模型，通过训练和扩大外部验证机进一步优化模型。同时根据具体的应用场景不断对数据模型和功能优化迭代，建立基于名老中医经验传承的中医临床决策支持系统和中医智能预警系统。

上海中医药大学附属龙华医院团队为推动名老中医经验数字化传承，通过知识采集、知识整理、知识抽取、知识融合、知识验证、知识应用等步骤构建名老中医知识图谱，并设计和优化机器学习模型，辅助临床医师进行中医诊断和治疗决策。中国中医科学院广安门医院团队基于JAVA环境下开源的机器学习和数据挖掘的Weka软件，完成了名老中医诊治肺癌的模型构建，并引入原型范畴理论，探索了模型优化方法，引入证素属性，有效提高了模型准确率。北京中医药大学东直门医院团队使用大量医案数据作为源域知识数据，通过迁移学习方法构建名老中医智能处方推荐模型，图灵测试评价发现该处方模型具有一定的"辨证论治"人类智能。中国中医科学院广安门医院仝小林团队，通过自然语言处理的人工智能算法，对医学文献和专家经验进行信息抽取和实体识别，利用图数据库和深度学习算法，构建态靶辨证知识图谱，表达不同疾病状态与治疗靶点之间的辅助关系，模拟基于"态靶辨证"的中医诊疗思维。

（七）机遇与挑战

人工智能肾脏病学及其中医药的应用上为患者和临床医生开辟了一个广阔的机会领域，强调了跨学科合作在推动医学创新中发挥的重要作用。未来的研究还需在模型改进和外部验证方面投入更多精力。然而，在伦理、医疗培训、监管和责任方面，尚有一些挑战。国家尚需要完善相关的政策和法规，保护患者的个人资料和疾病相关信息不被泄露和用于其他用途。随着人工智能算法和数据的创新，人工智能在中医药领域将会有更多突破。

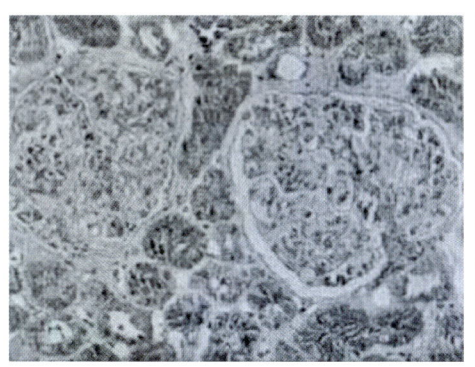
Masson染色(400×)

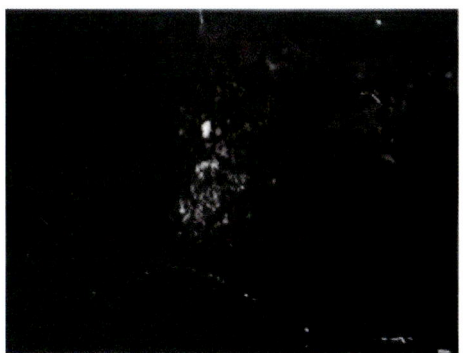
PLA2R1(400×)

图 1　膜性肾病Ⅰ期

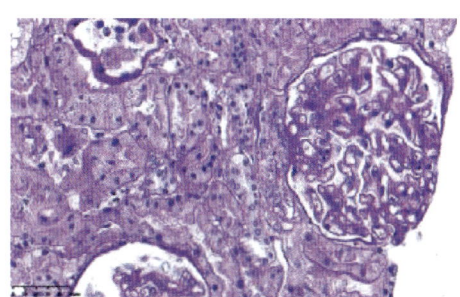
PAS染色　放大倍数　400×

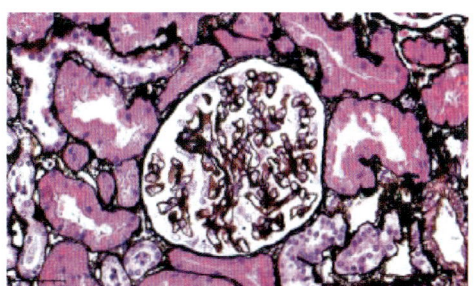
PASM染色　放大倍数　400×

图 2　膜性肾病Ⅱ期

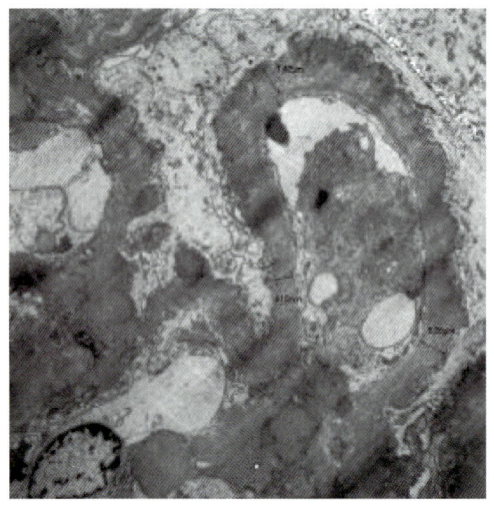

图 3 膜性肾病Ⅱ期合并糖尿病肾脏病

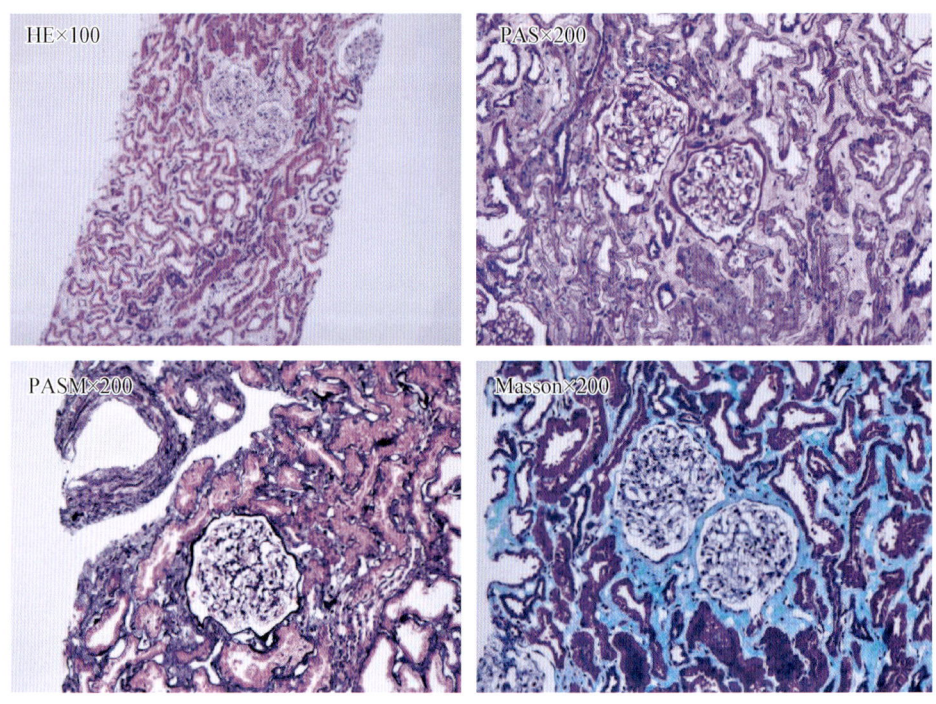

图 4 糖尿病肾脏病(Ⅱa)

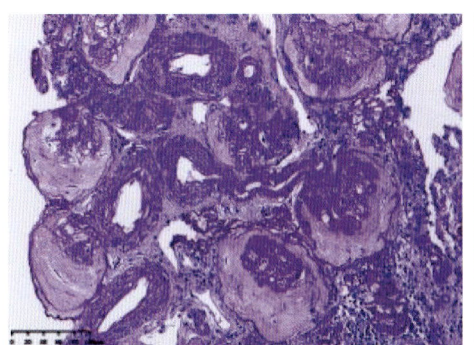
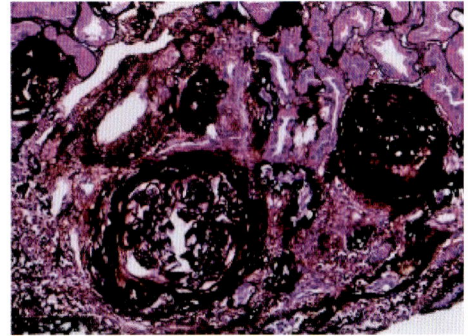

PAS染色 放大倍数 200×　　　　　　PASM染色 放大倍数 200×

图 5　糖尿病肾病型 Ⅳ 型

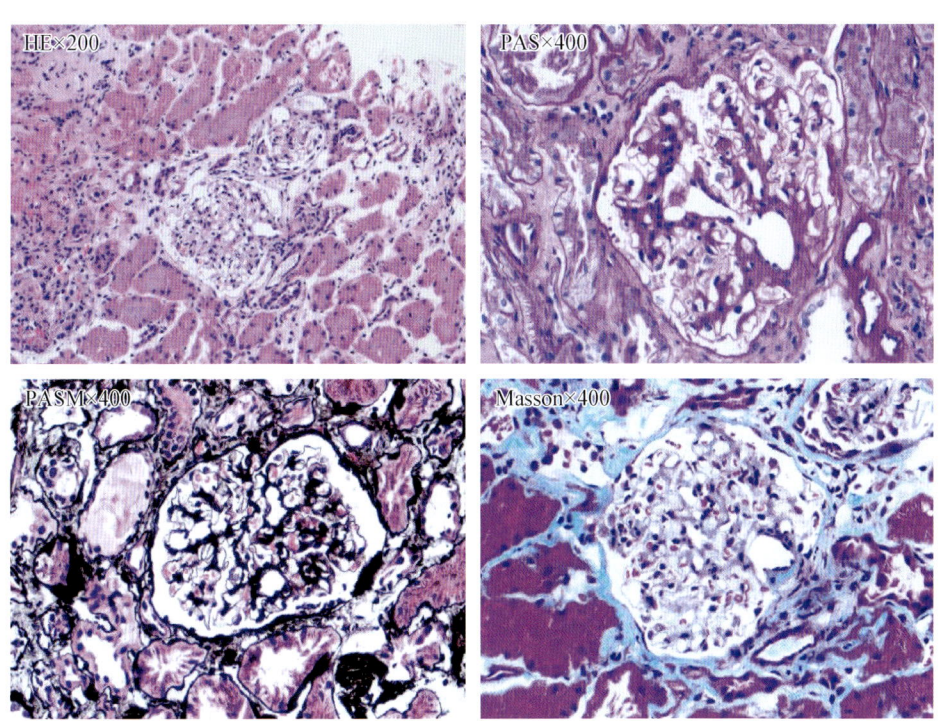

图 6　IgA 肾病

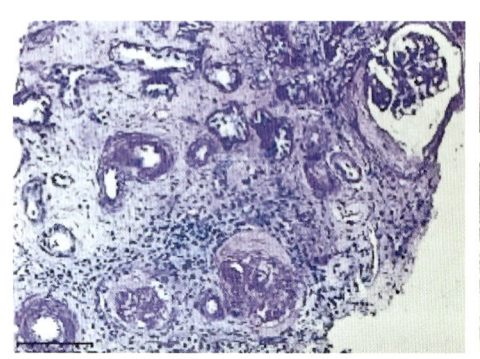
PAS染色 放大倍数 200×

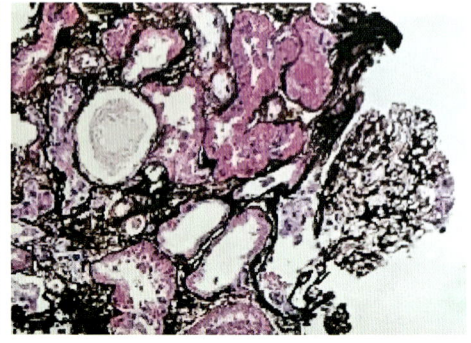
PASM染色 放大倍数 200×

图7 恶性高血压肾损害

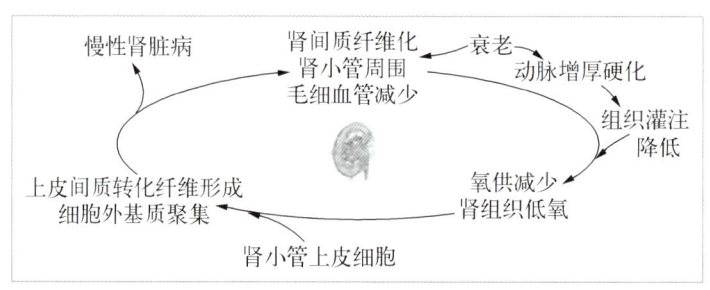

图8 缺氧与肾间质纤维化形成闭合回路示意图